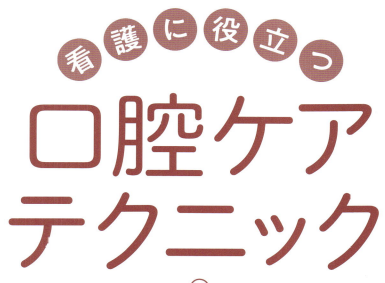

看護に役立つ
口腔ケア テクニック

第2版

晴山婦美子・塚本敦美・坂本まゆみ 編著

医歯薬出版株式会社

＜執筆者一覧＞

●編　集
晴山婦美子 (はれやま ふみこ)	一般社団法人 岩手県歯科衛生士会　会長	
塚本　敦美 (つかもと あつみ)	藤枝市立総合病院　歯科衛生士	
坂本まゆみ (さかもと)	高知学園短期大学　医療衛生学科歯科専攻　准教授	

●執　筆（五十音順）
伊東由美子 (いとう ゆみこ)	一般社団法人 是真会 長崎リハビリテーション病院　臨床支援統括
坂本まゆみ	編集に同じ
塚本　敦美	編集に同じ
長坂信次郎 (ながさか しんじろう)	藤枝市立総合病院　集中治療室看護師長　集中ケア認定看護師
晴山婦美子	編集に同じ

This book was originally published in Japanese
under the title of:

KANGO-NI YAKUDATSU　KOKU CARE TECHNIQUE
(Oral Health Care on Nursing Practice)

Editors:
HAREYAMA, Fumiko et al.
HAREYAMA, Fumiko
　Dental Hygienist, Iwate Dental Hygienist' Association

ⓒ 2008 1st ed.
ⓒ 2019 2nd ed.

ISHIYAKU PUBLISHERS, INC.
　7-10, Honkomagome 1 chome, Bunkyo-ku,
　Tokyo 113-8612, Japan

第2版　改訂の序

　「口腔ケアと肺炎」に関する米山らの研究報告によって，肺炎予防としての口腔ケアへの関心が高まっていた2008年，本書初版『看護に役立つ　口腔ケアテクニック』が発行されました．当時はまだ歯科衛生士が医療チームの一員として口腔ケア業務に携わることが少ない頃でした．本書は，口腔ケア初心者から「口腔ケアについてより深く学びたい」という方々まで幅広くご活用いただき，看護師の方々のみならず歯科専門職の皆様からも多くの反響をいただきました．

　それから10年が経過し，口腔ケアは看護現場で積極的に行われるようになりました．また，医科歯科連携の推進により，歯科衛生士も口腔健康管理を行う専門職として各回復過程での口腔ケアに参画し，看護師の方々のご指導を仰ぎながら，少しずつ成果をあげてきております．一方で，今日においても病院や施設間の温度差は大きく，口腔ケアの質についてはまだ十分とはいえない状況にあるでしょう．

　そこで，口腔ケアのレベルを底上げし，さらに質の高い口腔ケアを提供するための一助となればとの思いから，改訂版を発行いたしました．昨今の臨床現場や口腔のケアを取りまく状況・課題に合わせて内容を刷新し，日常業務に追われる看護師の方々にお役立ていただけるよう，歯科衛生士としての経験を通して培った工夫やコツも豊富に盛り込んでおります．

　口腔ケアの基本技術に加え，「口腔乾燥がみられる」「口が開きにくい」「麻痺がみられる」など対応に難渋する場面でのケアのポイントを詳しく解説するとともに，すぐに活用できる口腔ケアアセスメントツール，超高齢社会を迎えて今後よりいっそう実施機会が増える認知症高齢者や高次脳機能障害の方々の口腔ケアも紹介しています．

　看護師の皆さんをはじめ多くの医療職の方々に本書をご活用いただき，急性期・回復期・生活期それぞれの回復過程に合わせた口腔ケアの実践を通して，「心地よい口腔ケア」がますます広がり，たくさんの笑顔に出会えることを期待しています．

　今後，皆様から忌憚のないご意見をいただき，医科歯科連携による口腔ケアの推進のために筆者一同日々研鑽していく所存です．

　おわりに，本書の刊行にあたり，アセスメントツールの紹介についてご快諾いただきました村松真澄先生，迫田綾子先生，松尾浩一郎先生，そして関係諸機関の皆様に心より感謝の意を表します．

　また，役立つ本づくりのために多大なご尽力をいただいた編集部の方々に深く感謝いたします．

2019年4月　　　　　　　　　　　　　　　　　　　　　　　　　　　　　　　編者一同

初版の序　たくさんの笑顔に出会えるように

　ヴァージニア・ヘンダーソンは『看護の基本となるもの』の中で，「すべての看護師が，患者の意識の状態やベッド上でとらねばならない体位がどうであれ，患者や無力者の口腔と歯を清潔にする方法を知っていなければいけない」と述べており，看護の長い歴史の中で口腔ケアは患者さんに対する援助の一環として看護師により行われてきました．歯科衛生士が医療チームの一員として口腔ケア業務に携わる歴史は浅く，筆者らも先輩諸姉のご指導を受け，病棟において口腔ケアを担当するようになったのはごく最近のことです．

　近年，看護職の間でも口腔ケアに対する関心がさらに高まり，具体的な対処法を求める多くの声が聞かれます．しかし，種々の口腔ケア用品，様々な手技などが多方面から紹介される一方で，現場における口腔ケアは，毎日の膨大な量の業務の中で後回しにされるという現状があります．

　そこで，日常業務に追われ多忙な看護師の方々が，「これならやれる！」と，口腔ケアを理解し，明日から実践していただけるように，歯科衛生士の経験から培ったポイントを，急性期，回復期の各時期に合わせてわかりやすくまとめました．また，「心地よい口腔ケア」を提供するためには，頭頸部，顔面部の筋肉へのアプローチが重要であることから，安楽な口腔ケアを行うためのリラクセーション手法についても詳しく解説しました．この手法は特に「口を開けてくれない」患者さんの口腔ケアの一助になることと確信しています．

　本書では，便宜上，急性期と回復期に分けていますが，口腔ケアの基本的な流れと手技はいつでも同じです．しかし，基本は同じでありながら，患者さんの状態に合わせた様々なケアの工夫やポイントがあることが，おわかりいただけると思います．本書全体から，縦断的，横断的に，ケアのヒントを探してみてください．

　本書の読者の皆様を通して「心地よい口腔ケア」が増え，たくさんの笑顔に出会えることを楽しみにしております．

　今後，皆様から忌憚のないご意見を頂戴し，筆者らも日々研鑽していく所存です．

　おわりに，本書の刊行にあたり，多大なるご理解・ご協力をいただきました，いわてリハビリテーションセンターはじめ関係諸機関の皆様に心より感謝の意を表します．

　また，お世話いただいた医歯薬出版の編集部の方々に深く感謝いたします．

2008年8月　　　　　　　　　　　　　　　　　　　　　　　　　　　　　　　　編者一同

Contents

第1章 口腔ケアをはじめる前に　晴山婦美子 1

1. 口腔ケアとは 2
日本人に定着している「歯みがき習慣」 2
看護師による日常的な口腔ケアの支援 2
看護師による専門的口腔ケア 3
歯科衛生士による専門的口腔ケア 4

2. 口腔ケアの目的 6
疾患の回復過程に応じた口腔ケア 6
口腔ケアによる口腔衛生・口腔機能の改善 7
バイオフィルム除去には機械的清掃が不可欠 8
プラークが付着しやすい部位を知り，観察する 8
食物残渣の停留がみられたら口腔機能の低下を疑う 9
唾液の分泌促進を意識した口腔ケア 9
「心地良い」口腔ケアを目指そう 10

3. 口腔ケアアセスメントツールの活用 12
口腔ケアアセスメントツール活用の意義 12
有用な口腔ケアアセスメントツール 12

第2章 口腔ケアをはじめよう　晴山婦美子 17

1. 口腔ケアの基本 18
口腔のしくみと機能 18
口腔ケア用品選びのポイント 20
口腔ケアの基本道具「歯ブラシ」の選び方・使い方 21
歯ブラシ以外の口腔ケア用品の選び方・使い方 22
歯みがき剤の使用 23
保湿剤の選び方・使い方 24
口腔ケア用品の管理 24

2. 口腔ケアの実際 ······ 26
   歯みがきの3原則 ······ 26
   歯ブラシ圧に注意 ······ 26
   指を使った効果的な口腔ケア ······ 27
   口腔機能と密接にかかわる「うがい」動作 ······ 27
   舌苔のケアは付着原因を知ることから始まる ······ 28
   リラクセーションと顔面マッサージ ······ 29
   「唾液」が口腔環境維持の鍵 ······ 31

3. 効果と効率を考慮した口腔ケアを ······ 33
   「口腔ケア＝食後の歯みがき」ではない ······ 33
   経口摂取していない患者への口腔ケア ······ 33
   効果的かつ効率的な口腔ケアのための目標設定 ······ 34

4. 口腔ケア相互実習のすすめ ······ 36
   口腔ケア相互実習の意義 ······ 36
   相互実習のポイント ······ 36

第3章 経過別にみる 患者の特徴と基本的な口腔ケア ······ 47

1. 急性期
1) 患者の特徴と口腔ケアの目的　長坂信次郎 ······ 48
   急性期の患者の特徴 ······ 48
   口腔の状態 ······ 49
   口腔ケアの意義と目的 ······ 50
   急性期看護における口腔ケアアプローチ ······ 51
   口腔ケアは他職種との連携が不可欠 ······ 52

2) 口腔の観察ポイントと口腔ケアの流れ　塚本敦美 ······ 54
   口腔内の観察方法と観察ポイント ······ 54
   口腔ケアの方法 ······ 56

2. 回復期・生活期

1) 患者の特徴と口腔ケアの目的　伊東由美子 ... 64
- 回復期リハビリテーション病棟および入院患者の特徴 ... 64
- 口腔の状態 ... 64
- 口腔ケアの意義と目的 ... 65
- 当院の事例から ... 67
- 最後に――「口のリハビリテーション」のすすめ ... 69

2) 口腔の観察ポイントと口腔ケアの流れ　坂本まゆみ ... 70
- 口腔内の観察方法と観察ポイント ... 70
- 口腔ケアの方法 ... 73

第4章 状態別 口腔ケアテクニック ... 77

1. 口腔乾燥がみられる患者への対応　塚本敦美・坂本まゆみ ... 78
2. 口が開きにくい，開口障害がある患者への対応　塚本敦美・坂本まゆみ ... 83
3. 顔面や口腔に麻痺がみられる患者への対応　坂本まゆみ ... 92
4. 出血傾向がみられる患者への対応　塚本敦美 ... 96
5. 義歯装着患者への対応　坂本まゆみ ... 102
6. 経管栄養患者への対応　坂本まゆみ ... 106
7. 人工呼吸器装着患者への対応　塚本敦美 ... 110
8. 周術期の患者への対応　塚本敦美 ... 116
9. 化学療法中の患者への対応　塚本敦美 ... 122
10. 高次脳機能障害患者への対応　坂本まゆみ ... 127
11. 認知症患者への対応　坂本まゆみ ... 133
12. がん終末期の入院患者への対応　塚本敦美 ... 147

COLUMN

1. 介護施設等勤務の看護師への期待
　――いつまでも口から食べる支援としての口腔ケア――　晴山婦美子 ... 40
2. 周術期の口腔機能管理の重要性　塚本敦美 ... 120
3. 介護予防のための口腔ケア　坂本まゆみ ... 142
4. 地域で取り組む口腔ケア　塚本敦美 ... 150

装丁／クニメディア株式会社　本文デザイン／株式会社木元省美堂

第1章

口腔ケアをはじめる前に

第1章　口腔ケアをはじめる前に

1．口腔ケアとは

　口腔ケアの基本は，自分自身で毎日行う歯みがきなどのセルフケアです．しかし，加齢・疾病・認知症などによってセルフケアが困難になると，口腔衛生状態の悪化，口腔機能の低下をまねき，「口腔ケアの介助」が必要となります．
　セルフケアが困難となっても口腔ケアを継続し定着させるためには，その方にかかわる多くの人の連携と協力が不可欠であり，医療従事者である私達には各職種の専門性を活かした口腔ケアの提供が求められます．特に，もっとも長く患者のそばにいる看護師がかかわる口腔ケアは，日常的な口腔ケアの援助から，呼吸器感染症の予防などを目的とした専門的口腔ケア，そして「口から食べる」ことへの支援まで多岐にわたります（図）[1]．それぞれ目的や手技が異なり，疾患などの状態によって対応も異なります．また，各専門職種が連携して効果的な口腔ケアを実施するためには看護師の的確な判断が不可欠であり，口腔ケアにおける「コーディネーター」としての役割も期待されています．

日本人に定着している「歯みがき習慣」

　日本人は幼少期から歯をみがく習慣が身についており，2016（平成28）年の歯科疾患実態調査[2]によると，95.3％の方が「毎日歯をみがいている」と回答しています．また，「毎日複数回歯をみがく」人の割合は近年増加し，「1日2回」がもっとも多く49.8％，「1日3回以上」が27.3％，「1日1回」は18.3％です．「みがかない」（0.4％），「ときどきみがく」（1.5％）人は少なく，日本人の歯みがきの頻度は高いといえます．また，デンタルフロスや歯間ブラシを用いて歯と歯の間の清掃を行っている人（30.6％）や舌清掃を行っている人（16.6％）も多いといえるでしょう．
　「みがいている」と「みがけている」は違うため，みがく回数が多いからといって良好な口腔内環境が維持されているとは限りませんが，「夜寝る前に歯みがきをしないと落ち着いて寝られない」という方もいるほど，歯みがきは日本人の生活に定着しています．

看護師による日常的な口腔ケアの支援

　しかし，種々の原因により自分で歯みがきができなくなり，歯をみがく習慣の継続が困難にな

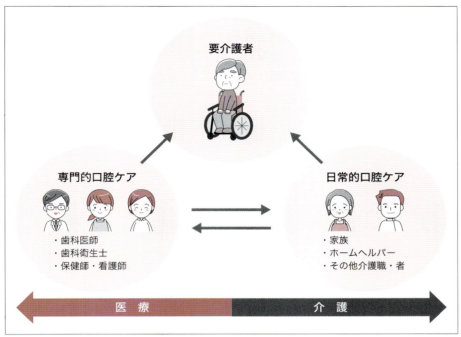

図　口腔ケア定着のための協力体制（日本歯科医師会；1999[1]）をもとに作成）

ると，前述のとおり，家族や介護職による「口腔ケアの介助」が必要になります．看護師は日常的な口腔ケアを継続できるよう，家族や介護職に対し口腔ケアの目的や効果，手技を伝え，協力を得ることが大切です．その際のポイントは，「日常的な援助」であることを念頭において，家族や介護職が実践しやすく，継続可能な方法を提案することです．

看護師が日常的な口腔ケアを介助する際には，まず口腔ケア用品の準備，患者の誘導，体位を整えるといった環境設定をしたうえで，患者に声かけし同意を得てから行います．その際に重要なことは，すべてを看護師が行うのではなく，ご自分でできるところは行っていただくことです．それは患者の能力を最大限に活かし，自立を支援するためだけではなく，上肢や手指のリハビリテーション，「自分で歯をみがいている」という充実感，満足感や生活の質の向上にもつながります．

本人の歯みがきの後には，口腔内の確認と「仕上げ」としての介助者による口腔ケアが必要です．その際には，肉眼で観察できるプラーク（歯垢）の除去を目標とし，「100％みがき」（口腔内のプラークを完全に除去する）を指導する必要はありません．あくまでもセルフケアの援助であり，生活における口腔ケアの定着を目的として支援することが必要です．

看護師による専門的口腔ケア

疾患の回復過程において，毎日の口腔ケアを担っているのはおもに看護師です．急性期から回

復期の患者にあっては病院の看護師が，在宅で療養する生活期の患者にあっては訪問看護師が中心となって口腔ケアを実施します．看護師は口腔内を観察し，患者の全身状態をみながらケアを行います．また，看護師には口腔ケアの回数や効果的にケアができる器具の検討・選択など，口腔ケアのコーディネート能力も求められます．

1）急性期における口腔ケア

呼吸器感染症の予防と同時に口腔の廃用予防が必要であり，急性期から「口から食べる」ことを意識した口腔ケアの実施が期待されます．ICUで生命維持装置装着中の患者においても，感染予防を目的とした口腔ケアのみならず，口腔機能を的確に評価し，「口から食べる」ことに速やかに移行できるよう口腔内の環境を整えるなど，廃用予防のためのアプローチが重要です．

2）回復期・生活期における口腔ケア

身体状況は安定してきますが，介助が必要な方には生活場面での自立を目標としてかかわります．口腔ケアにおいてもセルフケア能力を高めるための援助が必要です．口腔に麻痺などの障害がある場合には，口腔機能の専門的評価に基づき，口腔機能改善を目的とした口腔リハビリテーションの実施も必要です．病態が安定し，在宅や施設でのかかわりとなってからも，口腔ケアは誤嚥性肺炎の予防，口腔機能の改善・維持を目的として継続します．

このように，看護師による専門的口腔ケアは，前述の日常的な口腔ケアとは異なり，全身状態を考慮した，医学的管理に基づいたケアです．口腔乾燥など口腔内の変化にいち早く気づき，臨床的に診断し，その原因やその対処法を検討するといった専門性が求められます．

歯科衛生士による専門的口腔ケア

効果的な口腔ケアを実施するためには，口腔内の評価方法や効率的な口腔ケア用品，適切な口腔ケアの方法の検討・選択に歯科専門職もかかわるなど，多職種の連携・協働が不可欠です．

急性期における人工呼吸器関連肺炎（ventilator associated pneumonia, VAP）予防対策では，口腔ケアによる口腔内細菌叢の徹底的な除去が重要です．専門的な技術をもつ歯科衛生士が行うこともありますが，歯科のない施設では看護師がプラークの付着しにくい口腔内環境を維持していかなくてはならないため，歯科専門職と連携し，プラークの観察・除去の手技を習得することが必要です．

2012（平成24）年の診療報酬改定では，周術期における歯科医師の包括的な口腔機能の管理や歯科衛生士の専門的口腔衛生処置などが評価され，周術期の口腔機能に関する管理料が新設されました．周術期の口腔機能管理を実施すると，術後肺炎の発症が抑えられることが明らかになり，周術期における医科と歯科の連携は重要であることから，2016（平成28）年度には，医科医療機関から歯科医療機関の情報提供の評価，周術期口腔機能管理を実施した患者に対する手術料加算等，周術期の口腔機能管理の充実を評価する医科の診療報酬が新設されました．周術期の

口腔機能管理を活用した医療連携が患者の QOL 向上につながることが広く認知され，診療報酬にも反映されているといえます．

また，前述のとおり，回復期・生活期は，口腔内環境とともに口腔機能の評価が重要な時期となります．歯科専門職と十分に連携したアプローチと看護師のコーディネート能力が重要です．介護保険施設において施設入所者の口腔ケアを促進するため，歯科医師または歯科医師の指示を受けた歯科衛生士が，施設の介護職員に対し技術的助言および指導等を行う場合に算定できる口腔衛生管理体制加算〔2015（平成 27）年度改定で名称変更〕と，歯科衛生士が入所者に直接口腔ケアを行った場合に算定できる口腔衛生管理加算〔2015（平成 27）年度改定で名称変更〕が介護保険制度で導入されたことにより，介護現場において歯科専門職と連携しやすくなりました．

医療保険，介護保険制度を理解・活用し，看護師と歯科衛生士との連携によって多くの方々の QOL が向上することを願っています．

文献
1）日本歯科医師会：在宅歯科保健医療ガイドライン．p.85，日本歯科医師会，1999．
2）厚生労働省：平成 28 年歯科疾患実態調査．2017．
3）鎌倉やよい編：嚥下障害ナーシング．医学書院，2002．
4）介護福祉士養成講座編集委員会 編：生活支援技術Ⅱ第 3 版．中央法規，2014．
5）全国歯科衛生士教育協議会 編：最新歯科衛生士教本 高齢者歯科 第 2 版．医歯薬出版，2013．

POINT

- 看護師による口腔ケアは，日常的口腔ケアの援助から専門的口腔ケア，「口から食べる」ことへの支援まで多岐にわたります

- 看護師には，多職種が連携して口腔ケアを実施するための「コーディネーター」としての役割も期待されています

- 日常的口腔ケアの支援では，すべてを看護師がするのではなく，ご自分でできるところは行っていただくことが大切です

- 看護師による専門的口腔ケアは，全身状態を考慮した，医学的管理に基づくケアです

- 歯科専門職をはじめとする多職種との連携によって，より効果的な専門的口腔ケアが提供できます

2. 口腔ケアの目的

適切な口腔ケアにはさまざまな効果があります（図）[1]．特に，口腔衛生状態の改善による誤嚥性肺炎予防効果や，経口摂取に向けた口腔機能回復を目的とした口腔ケアが注目され，看護現場では積極的に口腔ケアが行われています．しかし，「歯は食後にみがくもの」「歯みがきの目的は歯科疾患の予防」という概念のもとで画一的な口腔ケアがなされていたり，目標が曖昧なまま口腔ケアがなされている現状もあるようです．

疾患の回復過程に応じた口腔ケア

口腔ケアの目標は，実施時の対象者の全身状態や口腔内の状況によって異なります．それらを事前に評価することで適切な口腔ケアの提供が可能となり，求めている効果を得ることができます．また，以下のように，疾患の回復過程によっても口腔ケアの目的は異なります．

1）急性期の口腔ケア

急性期では，呼吸器感染症の予防を目的とした口腔ケアが中心となり，感染の原因となるプラークをできるかぎり除去するための口腔清掃が必要です．また，患者は経口挿管，強制開口により口腔乾燥状態にあり，乾燥した痰が口腔内全体に付着しているなど口腔内環境が劣悪になりやすい状況にあります．また，乾燥によって細菌が増殖しやすい環境になるため，常に口腔内を湿潤させて粘膜を保護することが大切です．また，急性期でも口腔の運動機能低下が認められるため，口腔領域の廃用予防へのアプローチも重要です．口唇や舌などを積極的に刺激したり運動を加えたりして口の動きを促す，頭頸部の筋緊張により口腔器官の運動制限が現れている場合にはリラクセーション技術を併用するなど，状況に応じたアプローチが望まれます．

近年は口腔ケアを積極的に実施している施設が多く，プラークコントロールが比較的良い状態の方は多いのですが，口腔乾燥への対応や粘膜ケアはまだまだ十分とはいえません．また，四肢の廃用予防への対応と比較して，口腔領域の廃用予防への取り組みはまだ不十分といえます．

急性期の口腔ケアの詳細は「第3章 1．急性期」で解説します．

2）回復期・生活期の口腔ケア

回復期・生活期の口腔ケアでは，多くの場合，著しく低下した口腔内の環境と機能を回復させることが主目的となります．なぜなら，リハビリテーションのため急性期病院から転院してこられた患者の多くが，突然の疾患の発症とその後の治療によって口腔内の状態が著しく悪化してい

2. 口腔ケアの目的

① **感染予防**
・口腔疾患の予防（う蝕，歯周病など）
・呼吸器感染症の予防（誤嚥性肺炎など）

② **口腔機能の維持・回復**
・摂食嚥下障害の改善
・口腔内爽快感，口腔感覚の向上に伴う食欲の増進

③ **全身の健康の維持・回復および社会性の回復**
・食欲増進による体力の維持・回復
・体力の維持・回復に伴う ADL の向上
・言語の明瞭化および口臭の消失などによる
　コミュニケーションの改善

→ QOL の向上
　介護負担の軽減

図　口腔ケアによって得られる効果（日本歯科衛生士会；1999[1]）をもとに作成）

るためです．呼吸を確保するために義歯は取り外され，開口状態の期間が長かったために口腔内は乾燥し，さらに歯周炎の進行も重なり口臭も強い状況になっていることが少なくありません．頭頸部や口腔周囲筋の過緊張や過敏によって，少し触れただけで拒否を示されることもあります．挿管のための強制開口，安静のための同一体位の継続などがその一因と考えられます．

開口困難，開口制限のある場合には，口腔ケアを実施する前に，まず過敏を取り除くための脱感作や頭頸部の過緊張を取り除くためのリラクセーションを行うとよいでしょう．口腔ケア実施時は呼吸が楽になる体位を基本とし，安全・安楽に行います．

回復期は，口腔機能の低下による食事中のむせ，食後の食物残渣が多くなります．口腔衛生のみならず口腔機能の改善を目的とした口腔ケアを実施することが必要な時期でもあります．

生活期は，残存機能をできるだけ引き出しながら，セルフケアの自立に向けた支援が必要な時期となります．歯みがき動作の支援では，口腔ケア用品を準備し，対象者に合わせて歯ブラシのグリップの形状を工夫するなど，環境面のアプローチが必要です．麻痺などがある場合には，利き手の交換なども考えます．完璧な動作やプラークの完全な除去を求めるのではなく，みがき残しが少なくなるよう仕上げみがきなどで支援しながら，歯みがき後の爽快さを実感していただき，口腔衛生の動機づけができるようにかかわることが大切です．

回復期・生活期の口腔ケアの詳細は「第3章　2．回復期・生活期」で解説します．

口腔ケアによる口腔衛生・口腔機能の改善

「口腔衛生を改善し口腔内環境を整えるための口腔ケア」と，「口腔機能の向上を目的とした口腔ケア」は常にリンクしています．たとえば，歯ブラシで頬側の歯面をみがくことは，歯ブラシの背による耳下腺開口部への刺激となり，唾液の分泌が促進されます．また，頬筋への刺激にも

なります．また，舌苔が多量に付着している場合，粘膜ブラシで舌苔を軽く擦り取ることが舌筋への刺激となり，舌の機能訓練にもつながります．このように，衛生面・機能面双方への効果を認識しながら口腔ケアを行うことが，摂食嚥下リハビリテーションの間接訓練につながります．

特に，摂食嚥下障害患者では誤嚥性肺炎の予防として口腔ケアが不可欠であるため，口腔内環境の改善とともに，摂食嚥下リハビリテーションの間接訓練を目的として口腔ケアを進めることが効果的です．

摂食嚥下リハビリテーションの間接訓練では唾液が重要であり，口腔内環境を改善した後に分泌されるサラサラした唾液の自然嚥下ができるかを確認します．また，口腔内が乾燥している状態では口が滑らかに動かず，効果的な口腔機能訓練も難しくなります．人前で話をする際，緊張して口が渇いた状態になると思うように口が動かないのと同じですね．

バイオフィルム除去には機械的清掃が不可欠

細菌数をコントロールし，口腔内環境を整える口腔ケアは，デンタルプラーク（歯垢）の除去を目的としています．プラークは，食物残渣とは異なり口腔内に存在している細菌の塊であり，バイオフィルムを形成しています．

バイオフィルムは微生物が排泄する粘性の物質（菌体外多糖類）に囲まれた微生物の集合体です．生活場面でみられるバスタブの水垢や花を活けておいた花瓶の内部の「ぬめり」と同様です．バイオフィルム内の細菌は膜に覆われているため，抗菌薬や免疫に対する抵抗性が高く，医療現場ではカテーテル内の黄色ブドウ球菌などによるバイオフィルム形成が問題となっています．

バイオフィルムを除去するには膜を機械的に破壊しなくてはなりません．バスタブの水垢や花瓶のぬめりが水をかけただけでは除去できず，ブラシなどで擦り取っていることと同様です．口腔内でバイオフィルムを形成して付着しているプラークも，巻綿子や綿棒で拭う清拭法では効率が悪く，機械的清掃（擦り取ること）が不可欠です．イソジン®による含嗽のみのケアも，機械的清掃を中心とした口腔ケアと比較して咽頭部細菌が減少せず，効果が認められないとの報告もあり[2]，口腔内細菌のコントロールには，歯ブラシを使用した機械的清掃によるバイオフィルムの除去が必要です．

プラークが付着しやすい部位を知り，観察する

ブラッシングの前には歯面を注意深く観察し，どこにプラークが付着しているかを確認しましょう．もっともプラークが付着しやすい部位は歯間部と歯頸部（歯と歯肉の境目）です．臼歯部の裏側や最後臼歯の後の歯面などもプラークが残りやすい部位です．歯の表面を爪楊枝で軽くこすると白いプラークを確認でき，プラーク染色剤を使用すればプラークが赤く染まるため容易に確認できますが，多忙な医療・介護現場ではこのような方法で確認することは難しいでしょう．

肉眼的な観察では，「歯面に光沢がない」「歯肉に炎症が認められる」といった場合には歯頸部にプラークが付着している可能性が高いといえます．特に，不顕性誤嚥を起こしやすい高齢者や要介護者でプラークが残存歯面の 1/2 以上に付着している場合，早急に口腔ケアの実施が必要との報告[3]もあるため注意深く観察しましょう．

食物残渣の停留がみられたら口腔機能の低下を疑う

　食物残渣はプラークと比較すると容易に観察できますが，食物残渣の停留がみられる場合は口腔機能の低下が疑われます．
　口の中に食物を取り込むと，「舌」が食物を待ち構え，受け取った食物を臼歯の咬合面にのせます．のせられた食物は，「舌筋」が咬合面から落ちないように食物を支え，「頬筋」は口腔前庭（歯列の前方と口唇の間および歯列の外側方と頬との間の部分，「第 2 章　1．口腔ケアの基本」の図 1 参照）に食物が落ちないように支え，口唇を閉じて咀嚼運動が行われ，飲み込みやすい食塊に作り上げていきます．しかし，舌の運動機能低下がある場合，食物は舌の上や口腔底に停滞し，頬筋の筋力低下がある場合は口腔前庭に食物残渣が停留します．
　食物残渣の停留は，舌筋，頬筋の機能低下によって食塊形成ができないことが原因である可能性が高いため，口腔衛生のみならず口腔機能改善も考慮した口腔のケア・評価を行う必要があります．

唾液の分泌促進を意識した口腔ケア

　口腔内の保清には口腔内細菌数のコントロールが必要であり，細菌増殖を抑制するためには唾液の分泌促進が欠かせません．
　口腔内は 37℃前後に保たれ，適度な湿り気があり，そのうえ栄養があるため，細菌増殖に絶好の条件が揃っています．口腔内には 300 種類をこえる細菌が数千億個以上生息し，十分な口腔ケアがなされていないと 1 兆個にまで達するといわれます．しかし，口腔内細菌の量は唾液の分泌により自動調節されており，唾液の分泌が正常であれば，細菌量は安定しています．食べ物をよく噛んで食べることで唾液が分泌され，唾液の自浄作用によって口腔細菌の増殖が抑制されています．
　ところが，経管栄養の患者や嚥下食などの流動食を摂取している患者は，咀嚼をしないため十分に唾液が分泌せず自浄作用が期待できません[4]．また，唾液分泌を低下させる薬剤を服用している患者も，口腔内が乾燥し細菌が増殖しやすい環境となります．
　このように口腔乾燥がみられる患者では，唾液の分泌を促し唾液の自浄作用・抗菌作用を高め，口腔内細菌量を抑制することを目的としたケアを行います．流れの遅い河川の水は澱み，流れの急な河川のほうが水は澄んでいるのと同様，口腔内に粘性の唾液を停滞させている状態より，サ

ラサラした漿液性の唾液を多く分泌させたほうが細菌数は減少します．

　また，唾液分泌による嚥下反射の誘発も重要です．空腹時，突然食べ物が目の前に現れると思わず生唾を飲み込む場面をイメージすると理解できると思いますが，人間は1日に約1.5Lの唾液を分泌し，その唾液を1時間に20回程度自然嚥下しています．これが食べる機能の訓練につながります．しかし，唾液分泌量が低下すると，自然嚥下の回数が減少し，飲み込む機能も低下してきます．

　口腔内には三大唾液腺のほか，粘膜にも多くの小唾液腺があります．歯ブラシなどによる口腔ケアが小唾液腺への刺激となり，唾液の分泌を促進する効果があります．唾液分泌量が低下した患者で，口腔ケアによって口腔内が湿潤され唾液分泌量が増え，ケア中に自然嚥下を確認できることがあります．このことは嚥下機能の重要な評価の一つになります．唾液分泌の促進を意識した口腔ケアの実施は，嚥下機能改善の第一歩として大きな意味をもっているのです．

　一方，唾液が多量に分泌されると誤嚥のリスクが高まるため，ケアは安全な体位で行い，吸引器やガーゼを使用するなどして誤嚥を防止します．また，分泌された無菌の唾液が汚染されないよう，日頃から良好な口腔内環境を維持しておくことも大切です．

「心地良い」口腔ケアを目指そう

　本項では，口腔ケアの目的や方法をさまざまな視点からお伝えしてきましたが，口腔ケアは技術さえ習得すればできるものではありません．口腔ケアは実施者と患者との信頼関係があって成り立つものであり，そのためには口腔ケアが患者にとって「心地良い」ものでなくてはなりません．

　口腔ケアを実施する際にまず確認してほしいことは，患者の表情と全身の緊張の状態です．特に，顔面に触れただけで過敏の症状を示す患者や全身が過緊張の状態になる患者などでは，口腔内に歯ブラシを入れる前に十分な準備が必要です．美容院で洗髪してもらう時のことを想像してみましょう．全身を委ねてリラックスできる時と，全身が緊張してしまう時がありませんか．口腔ケアも同じで，心地よい口腔ケアであってはじめて身体全体がリラックスし，安心してケアを受け入れることができます．逆に，無理やり開口させたり，歯みがきの力加減が強すぎたり，不快感を与えてしまったりすると，患者の身体全体が過緊張状態となり抵抗を示します．このような口腔ケアでは継続できず，効果も期待できません．

　患者は自分の意思により口を開きます．相手との信頼関係がなければ口の中を人に見せることに抵抗を示し，歯みがきも拒否します．「信頼関係を構築できるようにかかわろう」という姿勢で口腔ケアに取り組むことが必要です．口腔ケアが終わった後，患者さんがすっきりした顔で「ふぅーっ」と一息つき，笑顔がみられる，そんな口腔ケアを提供したい，提供していただきたいと思います．

　「食べる」ことには常に人間としての幸せが溢れています．食べたいもの，食べさせたいものをあれこれ悩みながら選ぶ幸せな時間，食べ物を口に入れ，味を楽しみ，満腹になった時の満足

感，好きな人と楽しく語らいながら食事をする喜び──口から食べるということは，人間が人間として生きていくためにとても重要なことであり，人間らしさの基本です．

　ヴァージニア・ヘンダーソンは著書『看護の基本となるもの』のなかで，「患者の口腔内の状態は看護の質を表すもののひとつである」と記していますが，いつまでも口から食べることができ，人間らしい生活を過ごすことができるように，質の高い口腔ケアを提供していきましょう．

文献
1) 日本歯科衛生士会：歯科衛生士が行う要介護者への「専門的口腔ケア」－実践ガイドライン．日本歯科衛生士会，1999．
2) 石川　昭，他：口腔ケアによる咽頭細菌数の変動．デンタルハイジーン，21（2）：187, 2001．
3) 阿部　修，石原和幸，足立三枝子，奥田克爾：口腔内衛生状態の評価に基づく口腔ケアの提供．歯界展望，107（4）：714-718, 2006．
4) 植松　宏監修：誤嚥性肺炎の予防と対処法．p.14, 医歯薬出版，2005．
5) 金子芳洋，加藤武彦，米山武義 編：月刊「歯界展望」別冊 食べる機能を回復する口腔ケア．p.83, 医歯薬出版，2003．
6) 角町正勝：あきらめないで！口から食べること．p.102, 松風，2002．
7) 米山武義，植松　宏，足立三枝子 編：月刊「デンタルハイジーン」別冊 プロフェッショナル・オーラル・ヘルスケア．p.12, 医歯薬出版，2002．
8) 柿木保明，山田静子 編：看護で役立つ 口腔乾燥と口腔ケア．医歯薬出版，2005．

POINT

- 口腔ケアの目標は，対象者の全身状態や口腔内の状況，疾患の回復過程によって異なります

- 口腔ケアは，衛生面・機能面双方への効果を認識しながら行うことが大切です

- 口腔内の保清には「唾液」が欠かせません．口腔乾燥がみられる患者では，唾液分泌を促進するケアを行いましょう

- 口腔ケアは技術さえ習得すればできるものではありません．患者と信頼関係を築き，患者にとって"心地良い"口腔ケアの提供を目指しましょう

第1章 口腔ケアをはじめる前に

3. 口腔ケアアセスメントツールの活用

　看護師には日々の対象者（患者）の観察と正確な評価に基づく情報提供およびケアの実施が求められます．口腔においても同様であり，口腔内の状況，ケアの必要性，歯科専門職の介入の必要性の有無などを判断するためには，口腔ケアに対するスクリーニングと定期的なアセスメントが必要です[1]．

口腔ケアアセスメントツール活用の意義

　質の高い口腔ケアを提供するためには，まずアセスメントに基づいて口腔内の問題点を的確に把握します．次に，チームで情報を共有して口腔ケアを実施するため，対象者それぞれの口腔ケアプランを作成します．その後は定期的に評価を行い，口腔内に改善がみられ，問題がないと判断された場合には，良好な状態を維持するためのケアに変更します．この一連の流れのなかで，看護師には必要最小限の口腔ケアで良好な口腔環境を維持するための[2]「コーディネーター」としての役割が期待されます．

　口腔ケアのアセスメントの際には，個々の看護師が主観で行うのではなく，チームで共通のアセスメントツールを使用します．施設独自のアセスメントツールを作成することも有意義ではありますが，信頼性のある標準化したツールを使うことにより，文献や他施設との比較が可能となります．標準化されたアセスメントツールに，対象者や環境に合わせて評価項目を追加することによって，より使いやすいものになるでしょう．

　本項では参考として3種のアセスメントツールを紹介します．

有用な口腔ケアアセスメントツール

1）OAG（Oral Assessment Guide）（図1）[3]

　Eilers先生ら（1988年）によって作成されたOAGは，看護領域で世界的に用いられているスタンダードなツールであり[4]，村松真澄先生（日本口腔看護研究会）らにより日本語版が作成されています．OAGは，がん化学療法患者の口腔内評価用紙として開発され，口腔粘膜障害などの評価に大変優れています．アセスメント結果による標準ケアのプロトコル例も明記されており，ケアの標準化に効果的です．

Eilers Oral Assessment Guide (OAG)　Eilers口腔アセスメントガイド

監修：東京医科大学病院 歯科口腔外科 主任教授 近津大地／札幌市立大学 看護学部 准教授 村松真澄

2011年6月作成 20150401

項目	アセスメントの手段	診査方法	状態とスコア 1	2	3
声	聴く	・患者と会話する	正常	低い／かすれている	会話が困難／痛みを伴う
嚥下	観察	・嚥下をしてもらう 咽頭反射テストのために舌圧子を舌の奥の方にやさしく当て押し下げる	正常な嚥下	嚥下時に痛みがある／嚥下が困難	嚥下ができない
口唇	・視診 ・触診	・組織を観察し、触ってみる	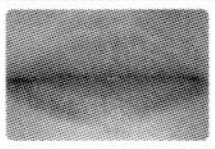 滑らかで、ピンク色で、潤いがある	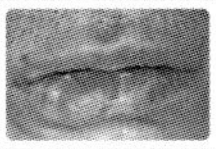 乾燥している／ひび割れている	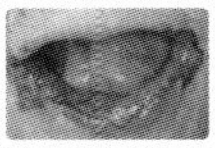 潰瘍がある／出血している
舌	視診 触診	・組織に触り、状態を観察する	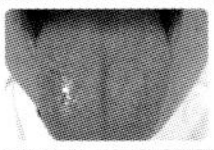 ピンク色で、潤いがあり、乳頭が明瞭	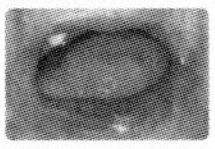 舌苔がある／乳頭が消失しテカリがある、発赤を伴うこともある	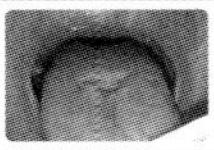 水疱がある／ひび割れている
唾液	舌圧子	・舌圧子を口腔内に入れ、舌の中心部分と口腔底に触れる	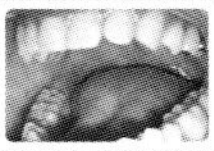 水っぽくサラサラしている	粘性がある／ネバネバしている	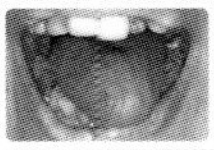 唾液が見られない（乾燥している）
粘膜	視診	・組織の状態を観察する	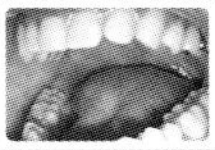 ピンク色で、潤いがある	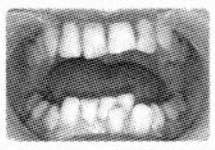 発赤がある／被膜に覆われている（白みがかっている）、潰瘍はない	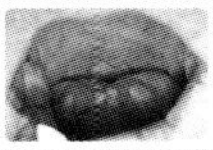 潰瘍があり、出血を伴うこともある
歯肉	視診 舌圧子	・舌圧子や綿棒の先端でやさしく組織を押す	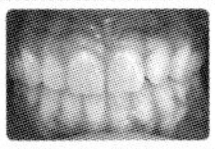 ピンク色で、スティップリングがある（ひきしまっている）	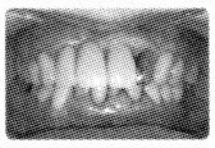 浮腫があり、発赤を伴うこともある	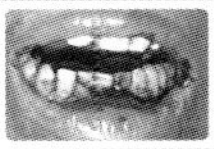 自然出血がある／押すと出血する
歯と義歯	視診	・歯の状態、または義歯の接触部分を観察する	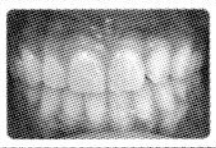 清潔で、残渣がない	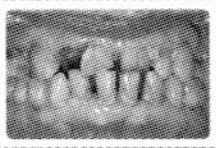 部分的に歯垢や残渣がある（歯がある場合、歯間など）	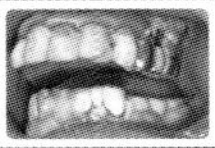 歯肉辺縁や義歯接触部全体に歯垢や残渣がある

Eilers J, Berger A, Petersen M. Development, testing, and application of the oral assessment guide. Oncol Nurs Forum 1988; 15(3): 325-330.を改変。June Eilers, RN, PhDから翻訳および発行の許可を取得しています。　＊「or」は、「／」で表現しています。

口腔ケア プロトコール例

表側のOAGの各項目を1～3点で評価し、それらの合計点によって、口腔ケアプロトコール1～3に分類します。

こちらのプロトコールは、あくまでも1例です。各施設、疾患、患者さんの状態などに合わせて、適宜変更してご使用ください。

2015年2月改訂

項目	プロトコール 1　スコア…8点 正常（今後変化が起こる危険性はある）	プロトコール 2　スコア…9～12点 軽度の機能障害	プロトコール 3　スコア…13点以上 中度～重度の機能障害
アセスメント	・入院時に1回、その後1日1回	・入院時に1回、その後1日2回	・入院時に1回、その後1日3回
ケアの回数	1日……6回 粘膜ケア＊1（❶❹）……3回 粘膜ケア＊1＋歯みがき＊2（❶❷❸❹）……毎食後3回	1日……7～12回 粘膜ケア＊1（❶❹）……4～9回 粘膜ケア＊1＋歯みがき＊2（❶❷❸❹）……毎食後3回	1日……12回 粘膜ケア＊1（❶❹）……10～11回 粘膜ケア＊1＋歯みがき＊2（❶❷❸❹）……1～2回
ケア方法	❶水、またはマウスウォッシュで30秒間うがい。または、マウスウォッシュをつけたスポンジブラシで、口腔粘膜を保湿しながら清掃。 ❷やわらかい歯ブラシにトゥースペーストをつけ、歯みがき。 ❸水、またはマウスウォッシュでうがい。または、スポンジブラシで口腔内全体を清拭。 ❹口唇と口腔内全体にマウスジェルを薄く塗布。（特に就寝前）	❶マウスウォッシュで30秒間うがい。または、マウスウォッシュをつけたスポンジブラシで、口腔粘膜を保湿しながら清掃。 ❷やわらかい歯ブラシにトゥースペーストをつけ、歯みがき。または、マウスウォッシュをつけたスポンジブラシで歯みがき。 ❸水、またはマウスウォッシュでうがい。または、スポンジブラシで口腔内全体を清拭。 ❹口唇と口腔内全体にマウスジェルを薄く塗布。（1日数回。口腔ケア後、または必要時に。）	❶マウスウォッシュで30秒間うがい。または、マウスウォッシュをつけたスポンジブラシで、口腔粘膜を保湿しながら清掃。 ❷マウスウォッシュをつけたスポンジブラシ、または やわらかい歯ブラシで、歯みがき。 ❸水、またはマウスウォッシュでうがい。または、スポンジブラシで口腔内全体を清拭。 ❹口唇と口腔内全体にマウスジェルを薄く塗布。（1～2時間毎。口腔ケア後、または必要時に。）
義歯のケア	・毎食後、義歯を取り外し清掃。	・毎食後、義歯を取り外し清掃。 ・義歯を装着する際は、義歯全体にもマウスジェルを薄く塗布。 ・炎症がある場合は、義歯を外しておく。	・できる限り義歯を外しておく。 ・義歯を装着する際は、義歯全体にもマウスジェルを薄く塗布。
注意事項	・マウスウォッシュがしみる場合には、水または生理食塩水で1対1くらいに薄めて使用してください。 ・粘膜炎により痛みがある場合には、歯ブラシやスポンジブラシが粘膜炎に触れないように注意しましょう。 ・痛みや出血がある場合には、無理をしないようにしましょう。 ・誤嚥の危険性がある場合には、吸引器、または吸引付きスポンジブラシや吸引付き歯ブラシの使用をおすすめします。		

＊1 粘膜ケア：うがい、またはスポンジブラシによる清拭を行い、口腔粘膜上の食物残渣や細菌を除去すると同時に潤いを保つこと。
＊2 歯みがき：歯や歯ぐきをブラッシングして、食物残渣やプラーク（歯垢）を除去すること。

Pepti·Sal　T&K ティーアンドケー株式会社

図1 OAG（Oral Assessment Guide）（村松真澄：Eilers 口腔アセスメントガイドと口腔ケアプロトコール. 看護技術，58（1）：12-16，2012[3] より許諾を得て転載）

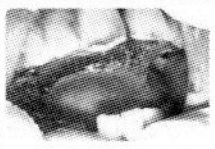

2）迫田式包括的口腔アセスメントシート（SOAS）Ver.3 （図 2）[5)]

1993 年に発足した「口腔ケア研究会ひろしま」代表の迫田綾子先生（日本赤十字広島看護大学）によって開発されたシートです．アセスメント項目のなかには，口腔内の状況だけでなく，表情，食欲などの QOL 項目，ケアの回数や口腔ケアの自立度をアセスメントする行動項目があり，幅広い対象者のアセスメントが可能であり，特に介護現場で有用です．

3）OHAT（Oral Health Assessment Tool，図 3）[6)]

在宅や施設入所の高齢者を対象とした口腔問題の評価用紙として，Dr.Chalmers らによって開発され，松尾浩一郎先生（藤田医科大学）により日本語版が作成されています．う蝕歯の有無や義歯の適合状況など，咀嚼機能に関する項目が組み込まれていることが特長です．

S式包括的口腔アセスメントシート【SOAS】 Ver.3　NO.

名前(イニシャル)　年齢　才　男・女　記入日　年　月　日

主な疾患名

治療　服薬

既往歴　覚醒状態　良　やや不良　不良

日常生活自立度　ランク J A B C　利用サービス　有(　)・無

介護認定 有(　)度 ・ 無　言語理解 ; 可能 時々 不可能

本人・家族のねがい

		項目		0点	1点	2点	1回 日	2回 日	3回 日
QOL	1	表情がよい		はい	時々	いいえ			
	2	食欲がある		はい	時々	いいえ			
	3	生活のリズムがある		はい	時々	いいえ			
	4	情緒が安定している		はい	時々	いいえ			
	5	苦痛がない		はい	時々	いいえ			
健康・口腔状態	6	食事	経口・非経口	普通・軟食	嚥下食( )	経管・IVH			
	7	咀嚼	噛む機能	正常	やや不良	困難			
	8	嚥下	飲込み、むせ等	正常	やや不良	困難			
	9	舌	舌苔 動き等	良好	やや不良	不良			
	10	唾液	分泌	普通	やや不良	欠如			
	11	粘膜	乾燥、付着物	良好	やや不良	不良			
	12	歯肉	腫脹、出血等	良好	やや不良	不良			
	13	歯数	残存歯(　)本	20本以上	10～20本	9本以下			
	14	う蝕	う蝕(　)本	なし	C2以下	C3以上			
	15	義歯	有(総/部分)・無	適合	やや不良	無/不適合			
	16	疼痛	部位(　)	なし	軽度・時々	強度			
	17	他症状	開閉口 他(　)	なし	時々あり	強度			
	18	口臭	種類(　)	なし	時々あり	強度			
	19	清潔状態	残渣 歯垢(義歯含)	清潔	1/2以下	1/2以上			
	20	肺炎既往	回数(　)	なし	3年以前	あり			
行動	21	ケア回数	1週間以内に	2回以上/日	1回/日	無し			
	22	自立度	ブラッシング	自立	一部介助	全介助			
	23	BDR指数	含嗽・洗口	ブクブク可	水を含める	含めない			
	24		義歯着脱	自立	一部介助	全介助			
	25	代償行動	介助	2回以上	1回以下	無し			
						合計点			
						記録者			

ケア計画 ○		
1	口腔観察	
2	含嗽・洗口	
3	ブラッシング	
4	口腔清拭	
5	口腔洗浄	
6	義歯ケア	
7	乾燥ケア	
8	症状緩和	
9	口腔リハ	
10	食生活支援	
11	紹介・相談	
12	教育・指導	
13	環境調整	
14	介助	
15	その他	

◎従来の習慣:

◎最近の口腔変化&気づき

所属・チーム

◎2点⇒優先ケア　焦点的アセスメント要

◎今後の方向性＆目標

カンファレンス日

内容;

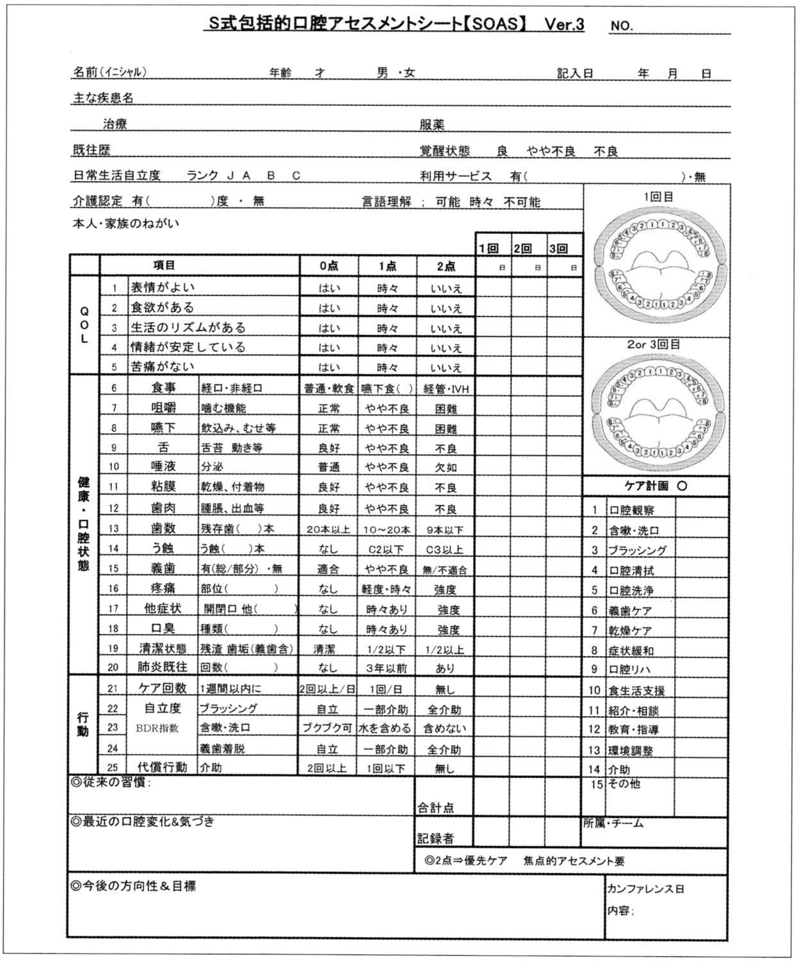

図 2　迫田式包括的口腔アセスメントシート（SOAS）Ver.3
（口腔ケア研究会ひろしま HP[5)] より許諾を得て転載）

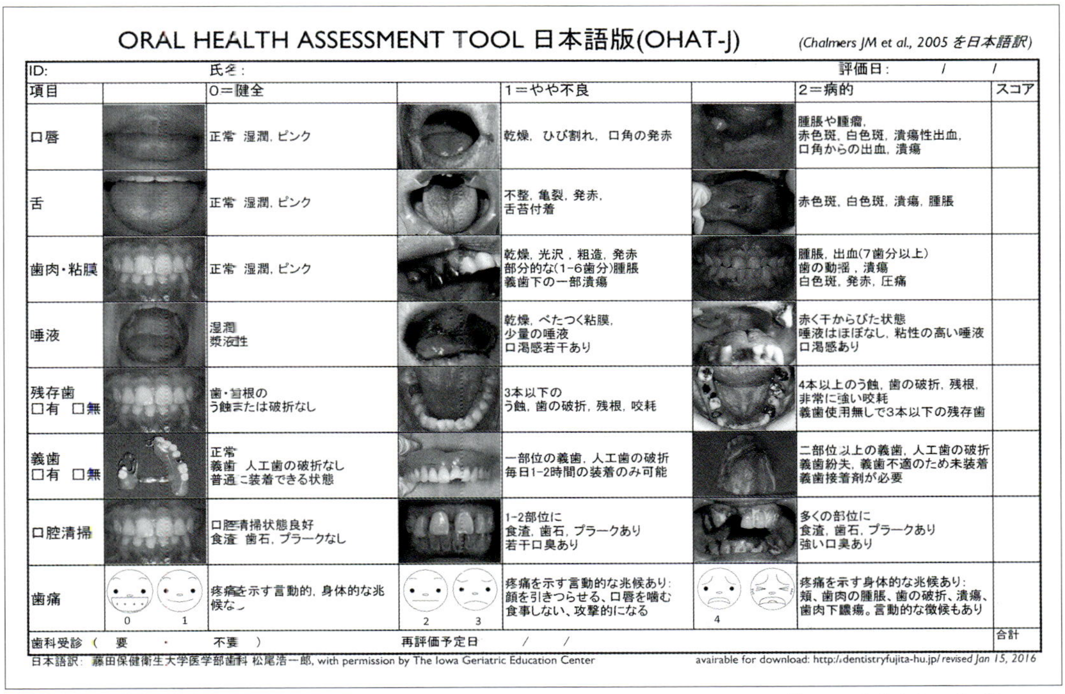

ORAL HEALTH ASSESSMENT TOOL 日本語版(OHAT-J) *(Chalmers JM et al., 2005 を日本語訳)*

ID:　　氏名：　　評価日：　/　/

項目		0＝健全		1＝やや不良		2＝病的	スコア
口唇		正常 湿潤，ピンク		乾燥，ひび割れ，口角の発赤		腫脹や腫瘤， 赤色斑，白色斑，潰瘍性出血， 口角からの出血，潰瘍	
舌		正常 湿潤，ピンク		不整，亀裂，発赤， 舌苔付着		赤色斑，白色斑，潰瘍，腫脹	
歯肉・粘膜		正常 湿潤，ピンク		乾燥，光沢，粗造，発赤 部分的な(1-6歯分)腫脹 義歯下の一部潰瘍		腫脹，出血(7歯分以上) 歯の動揺，潰瘍 白色斑，発赤，圧痛	
唾液		湿潤 漿液性		乾燥，べたつく粘膜， 少量の唾液 口渇感若干あり		赤く干からびた状態 唾液はほぼなし，粘性の高い唾液 口渇感あり	
残存歯 □有 □無		歯・歯根の う蝕または破折なし		3本以下の う蝕，歯の破折，残根，咬耗		4本以上のう蝕，歯の破折，残根， 非常に強い咬耗 義歯使用無しで3本以下の残存歯	
義歯 □有 □無		正常 義歯，人工歯の破折なし 普通に装着できる状態		一部位の義歯，人工歯の破折 毎日1-2時間の装着のみ可能		二部位以上の義歯，人工歯の破折 義歯紛失，義歯不適のため未装着 義歯接着剤が必要	
口腔清掃		口腔清掃状態良好 食渣，歯石，プラークなし		1-2部位に 食渣，歯石，プラークあり 若干口臭あり		多くの部位に 食渣，歯石，プラークあり 強い口臭あり	
歯痛	0　1	疼痛を示す言動的，身体的な兆候なし	2　3	疼痛を示す言動的な兆候あり： 顔を引きつらせる、口唇を噛む 食事しない、攻撃的になる	4	疼痛を示す身体的な兆候あり： 頬、歯肉の腫脹、歯の破折、潰瘍、 歯肉下膿瘍。言動的な徴候もあり	
歯科受診（　要　・　不要　）			再評価予定日　/　/				合計

日本語訳：藤田保健衛生大学医学部歯科 松尾浩一郎，with permission by The Iowa Geriatric Education Center　avairable for download: http://dentistryfujita-hu.jp/ *revised Jan 15, 2016*

図3　OHAT（Oral Health Assessment Tool）（藤田医科大学医学部歯科教室 HP[6] より許諾を得て転載）

文献

1）菊谷　武 編集：口腔機能維持管理マニュアル．p.34，一般社団法人日本老年歯科医学会老人保健健康増進等事業班，2010.
2）渡邊　裕 編集：口腔ケアの疑問解決 Q&A．pp.116-118，学研メディカル秀潤社，2011.
3）村松真澄：Eilers 口腔アセスメントガイドと口腔ケアプロトコール．看護技術，58（1）：12-16，2012.
4）財団法人 8020 推進財団指定研究「入院患者に対する包括的口腔管理システムの構築に関する研究」研究班：入院患者に対するオーラルマネジメント．p.112，財団法人 8020 推進財団，2008.
5）口腔ケア研究会ひろしま．http://www.geocities.jp/oralcare_hiroshima/（2019/1/10 閲覧）
6）藤田医科大学医学部歯科教室：プロジェクト．ORAL HEALTH ASSESSMENT TOOL（OHAT）．http://dentistryfujita-hu.jp/research/project.html（2019/1/10 閲覧）
7）鎌倉やよい 編集：嚥下障害ナーシング．医学書院，2002.

POINT

- 看護師には必要最小限の口腔ケアで良好な口腔環境を維持するためのコーディネーターとしての役割が期待されています
- 口腔ケアアセスメントは，個々の看護師が主観で行うのではなく，OAG，SOAS，OHAT など研究に基づいて考案された各種アセスメントツールを施設や対象者に合わせて選択・活用しましょう

第2章

口腔ケアをはじめよう

第 2 章　口腔ケアをはじめよう

1．口腔ケアの基本

　第 1 章では，口腔ケアとはどのようなケアなのか，何を目的として行うのかを解説しました．本章では，実際に口腔ケアを行うために習得しておくべき知識と技術を紹介します．本項では，口腔のしくみと機能，口腔ケア用品の基本的な選び方や保管方法を解説します．

口腔のしくみと機能[1]

　口腔ケアは，口腔を構成しているすべての器官と組織（図 1，2）へのアプローチが必要となります．実施前には，見て，触れて適確に評価することが必要です（評価のための口腔ケアアセスメントツールについては「第 1 章　3．口腔ケアアセスメントツールの活用」を参照のこと）．

1）口唇

　口腔の入り口である口唇は皮膚が軟らかく薄く，感覚器としても重要です．口唇に適切なケアを行うことは，口腔ケアをスムーズに進めるポイントのひとつといえます．

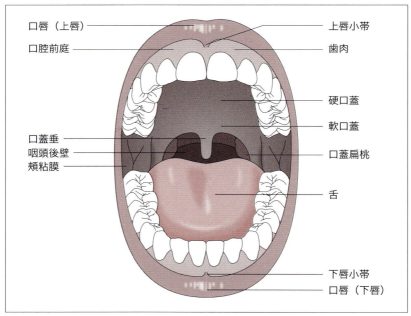

図 1　口腔内の構造

1. 口腔ケアの基本

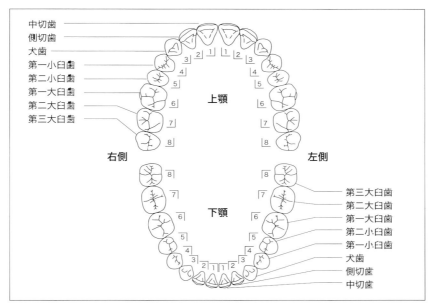

図2　歯の名称と記号

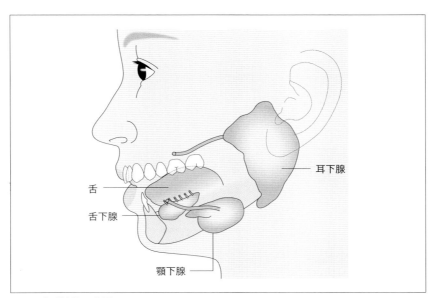

図3　大唾液腺の位置

2）頬粘膜

　頬の粘膜は，正常な状態では常に唾液で湿潤な状態に保たれています．頬を広げてみると，上顎第一大臼歯（図2）が触れる付近に大唾液腺のひとつである耳下腺開口部が確認できます（図3）．歯列の前方と口唇の間および歯列の外側方と頬との間の部分は口腔前庭（図1）といい，口腔機能低下などにより食物残渣の停滞しやすい部分です．

3）舌

　口腔内の中央にある舌は筋肉でできており，運動，味覚，知覚などいろいろな働きがあります．舌の運きは複雑で，摂食や嚥下，発音などには舌の運動が大きくかかわります．触覚，痛覚を感じる感覚器としても重要な器官です．

　舌は舌尖，舌体，舌根の3つの部位に分けられます（図4）[1]．舌の表面には舌乳頭とよばれる小突起があり，その形から4種類に分けられます．舌背全体に密集し白い点状に見える細長い突起が糸状乳頭，糸状乳頭の間に散在し，キノコのような丸い頭部をもつ茸状乳頭，舌側縁に隆起部と溝が平行に並び襞状に見える葉状乳頭，分界溝のすぐ前方に並び二重丸にみえる有郭乳頭があります．味覚を感じる味蕾はほとんどが茸状乳頭，葉状乳頭，有郭乳頭に存在します．舌乳頭は舌苔と見間違えやすいため，評価の際には注意が必要です．

4）歯

　歯はエナメル質，象牙質，セメント質，歯髄の各組織で成り立っています（図5）．

　口腔内に露出している部分（歯冠部）は外側がエナメル質で覆われ，身体の中でもっとも硬い組織です．エナメル質の内側には象牙質があり，歯根部はセメント質に覆われています．歯の中心部には，血管や神経が通る歯髄があります．歯根は歯根膜と協力して歯を支えています．歯を支えている歯槽骨と歯根膜は，漬物などをバリバリと食べた時にその硬さや弾力性を受け取る感覚受容器としても重要です．

5）歯周組織

　歯肉，歯槽骨，歯根膜，セメント質からなります（図5）．歯を支えている歯周組織のなかで，目で見て観察・評価ができるのは歯肉です．歯肉を観察する際のポイントは，色，形，出血の有無です．健康な歯肉はピンク色で，締まりがあり，歯ブラシなどの刺激では出血が起きません．

6）口蓋

　口腔の天井である口蓋は口腔と鼻腔を境し，前方2/3の硬く非可動性の硬口蓋と，後方1/3の軟らかく可動性の軟口蓋に分けられます（図1）．観察しづらい部位であるため，口腔ケアが積極的に行われにくい部分です．

　口蓋は，摂食嚥下，構音，味覚において重要な役割を果たします．摂食時には舌で硬口蓋に食物を押しつけて潰しながら食塊を形成し，食塊を送り込む時には舌を硬口蓋に固定して嚥下します．また，口蓋には味蕾や小唾液腺が存在し，口腔ケアによる刺激で唾液を分泌します．軟口蓋は，鼻腔と口腔を遮断する役割があるため，確実な口腔ケアが求められます．

口腔ケア用品選びのポイント

　現在，さまざまな口腔ケア用品が売られているため，どれを採用したらよいのか判断に迷うかもしれません．口腔ケアを効果的に進めるためには，対象者・患者の回復過程や口腔内の状態に適した口腔ケア用品を選ぶことが大切です．口腔ケア用品選択時のポイントは次のとおりです．

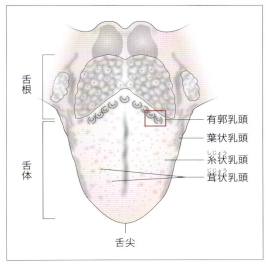

図4 舌の構造

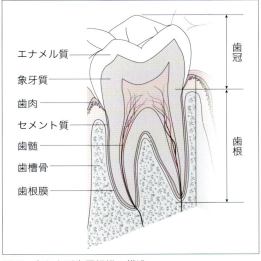

図5 歯および歯周組織の構造

1）口腔ケア用品の選択基準を決めておく

歯科専門職などから情報を得て，あらかじめ選択基準を決めておくと，介護者や患者も迷うことなく選択できます．

2）購入コストを考慮する

口腔ケア用品の購入費用は，病院負担の場合，患者が負担する場合など事情はさまざまです．コストを考慮せずに新製品や高機能の物品を採用すれば負担も大きくなります．無用な支出にならないようにしましょう．

3）口腔ケア用品はシンプル・安価・手軽なものに

介護者や患者が使いやすいよう，種類は極力増やさず，できるだけシンプルな道具を選択します．また，口腔内環境の維持・改善には口腔ケアを継続していただくことがもっとも重要です．どんなに優れた口腔ケア用品でも，高価なもの，入手しにくいものであっては長続きしません．安価で，どこでも購入できる口腔ケア用品を選ぶと良いでしょう．

口腔ケアの基本道具「歯ブラシ」の選び方・使い方

口腔ケアの基本的な道具は歯ブラシです．これが一番という万能の歯ブラシはありませんので，実施者が使いやすく，患者の口腔内の状態に合ったものを選びましょう．

1）歯ブラシ選択の基本

柄がまっすぐで，毛の硬さは軟らかめのもの，歯ブラシの毛質は使用後に毛の間に残った汚れを清掃しやすく，衛生管理しやすいナイロン毛が良いでしょう．

以前はヘッド部分が小さめのものが主流でしたが，近年は短時間で安全・きれいに介助ブラッシングができる軟毛の幅広ブラシをお勧めすることが多くなりました．セルフケアにおいても，うまくみがけない方には好評です．口が開きにくい方などの場合は従来の小さめの歯ブラシが最適です．

2）歯ブラシの使い方

　歯ブラシのみで口腔内のほとんどのケアができます．歯ブラシを自由自在にやさしく口腔内で動かすテクニックを習得できれば，シンプルな口腔ケア用品で，実施者・患者双方が楽に口腔ケアを実施できるようになるでしょう．

　（1）プラーク除去：歯面のプラークは，歯ブラシの毛先を歯面に当て，やさしく擦ることで除去できます．加えて，歯科衛生士による機械を使用した専門的なクリーニングを定期的に実施することによりプラークが付着しにくくなるので，定期的な歯科の介入も必要と考えられます．

　（2）舌ケア：歯ブラシでやさしくトントンと軽くタッピングすることや，横に軽く動かすことで唾液が分泌します．分泌した唾液の自浄作用によって少量の舌苔は除去できます．多量の舌苔がみられる場合は，保湿剤などで口腔内を湿潤させたうえで歯ブラシで舌をやさしく数回擦ってください．また，歯ブラシを舌の奥にあて，ゆっくり前方に舌を引き出し，やさしく舌を押すことで歯ブラシを押し返す動きが引き出され，舌の前方運動を促す機能訓練の効果が期待できます．

　（3）口蓋の清掃・頬筋のストレッチ[2]：口蓋は奥から前方にやさしく擦って清掃します．口腔ケアの際に歯ブラシの脇腹や歯ブラシの柄の後ろで頬筋をストレッチすると清掃とストレッチを同時に実施でき効率的です．

歯ブラシ以外の口腔ケア用品の選び方・使い方

1）口腔内の状態に合わせた口腔ケア用品の選択

　口腔内に過敏や乾燥，潰瘍などのトラブルがみられる場合には，口腔内の状態に合わせて歯ブラシ以外の口腔ケア用品の使用も検討しましょう（表）[3]．このような場合も，最終的には軟毛歯ブラシ1本でケアできる口腔内を維持できることが目標です．

2）スポンジブラシの使用

　口腔内の状況によってはスポンジブラシの使用が望ましい場合があります．スポンジブラシのスポンジ部はカット形状，大きさ，硬さなどがさまざまで，口腔内の状態に合わせて使い分けます．口腔内に粘性の付着物が多い場合はきめが粗いスポンジブラシの使用が効率的ですが，乾燥が著しく，荒れている口腔内の場合は，きめ細やかな軟らかいタイプが良いでしょう．

　軸の性質や長さもさまざまで，プラスチックの軸は水に強いという特長がありますが，しなるために力が入りにくく，やさしく粘膜をケアする場合に適しています．軸が硬いタイプは，付着物が除去しにくい場合や口腔リハビリでの使用に適しています．

表　口腔ケア実施部位と状態に合わせたケア用品の選択

実施部位	基本用品	状態	使用するケア用品	参考商品
歯	ナイロン製の軟毛歯ブラシ	歯肉に炎症や痛み，出血傾向がある	ウルトラソフトタイプの歯ブラシ スポンジブラシを併用	タフト 24® ESS/SS（オーラルケア）
		開口制限がある	小さめの歯ブラシ	デントエラック 541®（ライオン歯科材）
		歯間の清掃が難しい	歯科専門職の指導により歯間ブラシ，部分みがき用歯ブラシ	EX ワンタフト®（ライオン歯科材） ピーキュア®（オーラルケア）
		利き手交換をしている・歯ブラシを上手に動かせない	グリップが太く，植毛部が幅広	デント EXsystemagenki シリーズ（ライオン歯科材）
口腔粘膜 舌	粘膜用の歯ブラシ 軟らかい舌ブラシ	乾燥が著しい	保湿剤を適宜使用	各種保湿剤
		過敏・痛みを伴う潰瘍	綿棒・スポンジブラシなどから開始	モアブラシ®（オーラルケア）
		誤嚥のおそれあり	吸引付きブラシ・排唾管の使用	吸引付くるリーナブラシ®（オーラルケア） モノジェクト サリバ エジェクター（コヴィディエンジャパン）

（晴山婦美子，他；2014[3]）をもとに作成）

術者の手の大きさや技量によっても使用感は変わりますので，試供品などで試してみることをお勧めします．

歯みがき剤の使用

歯ブラシといっしょに準備されることが多い歯みがき剤は，うがいができる方の場合は，継続的に使用しても問題はないでしょう．しかし，摂食嚥下障害や高次脳機能障害などにより，うがいの水を吐き出すことができず，飲み込んでしまう方は，水といっしょに歯みがき剤を誤嚥するリスクがあります．歯みがき剤を使用しなくても，歯ブラシでプラーク（バイオフィルム）は破壊できますが，破壊後，口腔内に落ちたプラークを口腔ケア用のウエットティッシュやスポンジブラシで回収することが必要です．

また，介助が必要な方の場合は，歯みがき剤を多く使用すると口腔内が泡だらけになり，口腔ケアの妨げになるため，低発泡のものを少量使用すると良いです．爽快感を求めるのであれば，液体歯みがき剤やお茶などを使用すると良いでしょう．液体歯みがき剤を使用する場合は，口腔乾燥の原因にならないよう，エタノール（アルコール）が配合されていないノンアルコールの製品を使用しましょう．

保湿剤の選び方・使い方

1）保湿剤の選び方

　口腔乾燥は口腔内トラブルの誘因となるため，口腔内の湿潤維持のため保湿剤を使用することは重要です．しかし，保湿剤の特徴を理解せず不適切な方法で使用すると，保湿剤本来の効果が得られないばかりか逆効果となる場合もあるため注意が必要です．

　各社からさまざまな保湿剤が発売されており，性状や成分，性質にもそれぞれ特徴があります．性状は「液体タイプ」と「ジェルタイプ」があり，同じジェルタイプでも製品によって粘度が異なります．粘度の高いベタベタしたタイプは口腔内に停滞しやすいため効果が持続しますが，患者の使用感は好みが分かれます．サラサラしたタイプは伸びが良く使用しやすいという意見もありますが，摂食嚥下障害の患者には誤嚥のリスクがあります．また，保湿剤の味の好みにも個人差があり，成分が良いからと勧めても拒否される場合があります．

　そこで，各社の保湿剤を看護師自身の口腔内で必ず試用し，性状，味，匂いなどの特徴を確認することが重要です．また，患者に使用する時はまず少量で試していただき，使用感を必ずご本人に確認し，継続使用について決定します．

　液体タイプは基本的にはうがいができる患者に使用します．希釈せずに使用する製品の場合は，スプレー容器に移し替えて使用することで操作性が良くなります．誤嚥の心配のある患者に使用する場合は，垂れ込みがないことを確認して使用します．使いやすく衛生的なスプレータイプの製品も販売されているので，試用してみることをお勧めします．

2）保湿剤の使い方

　口腔乾燥が著しい場合は，まず水または保湿剤で口腔内を湿潤させ，口腔内の剥離上皮，痂皮を軟化させます．軟化させた汚染物をすべて除去した後，口腔内に保湿剤を薄く塗布します．

口腔ケア用品の管理

1）口腔ケア用品の清掃・保管

　歯ブラシは共用するものではないため，原則として消毒の必要はありません．使用後は植毛部に付着したプラークや食物残渣を流水下でよく洗い，完全に乾燥させることが重要です．使用した歯みがき剤が植毛部に多量に残っている場合は，指や爪楊枝などで洗いましょう．

　洗った歯ブラシはしっかり水を切り，風通しのよい場所で乾燥させて保管します．完全に乾燥していない歯ブラシにキャップを付けたり，閉めきった戸棚の中で保管したりすると細菌が繁殖し，不衛生な状態となります．

　歯ブラシをコップに立てる場合は植毛部を上にして立て，歯ブラシどうしが接触しないように保管してください．

2）口腔ケア用品の交換

歯ブラシは長期間使用していると，毛の弾力が弱くなり，植毛している束が少しずつ広がり始め，歯みがきの清掃効率が悪くなるため定期的に取り替えます．

歯ブラシの交換頻度はおよそ1カ月程度です．「歯ブラシを背中（後ろ）から見て毛先が広がってきたら取り替え時期」といわれますが，適切に使用すれば，弾力は徐々に弱くなるものの，歯ブラシの毛先はほとんど広がりません．反対に1カ月も経たないうちに毛先が広がる場合は力の入れすぎです．

スポンジブラシは単回使用（使い捨て）となります．複数回使用したスポンジは細菌の繁殖源になるだけでなく，スポンジ部位が柄から抜け，誤嚥・窒息などの事故の原因となりますので注意しましょう．

文献
1) 全国歯科衛生士教育協議会 監修：最新歯科衛生士教本 歯・口腔の構造と機能 口腔解剖学・口腔組織発生学・口腔生理学．医歯薬出版，2011．
2) 柴田浩美：摂食の基本とリハビリテーションブラッシング．p.58，医歯薬出版，1996．
3) 晴山婦美子，他：物品の使い方と選択基準．リハビリナースがする口腔ケア．リハビリナース，7（5）：27-31，2014．
4) 菊谷 武 監修：基礎から学ぶ口腔ケア．学研，2007．

POINT

- 口腔ケアでは口腔を構成するすべての器官と組織にアプローチするため，そのしくみや機能を理解しましょう

- 口腔ケア用品選択のポイントは「選択基準を決める」「購入コストを考慮する」「シンプル・安価・手軽なものにする」ことです

- 歯ブラシは実施者が使いやすく，患者の口腔内の状態に合ったものを選びましょう

- 使用後の歯ブラシは洗って水を切り，風通しの良い場所で乾燥させて保管します

- 歯ブラシは約1カ月を目安に交換します．1カ月も経たないうちに毛先が広がる場合は力の入れすぎです

2. 口腔ケアの実際

　本項では，歯みがきやうがい，舌苔のケアなどの基本的な手技に加え，スムーズに口腔ケアを実施するための工夫を紹介します．

歯みがきの3原則[1]

　歯みがきはセルフケアとして皆さんも日常的に行っていることと思いますが，それゆえに自己流になっている方も多いのではないでしょうか．歯みがきの3原則を確認しておきましょう．

1) 歯ブラシは指先で持つ

　歯ブラシの持ち方の基本はペングリップ（鉛筆持ち）です．柄をしっかり握りしめて歯ブラシを動かすと力が入りすぎます．歯ブラシを軽く指先で持つよう注意しましょう．

2) 歯の表面に歯ブラシの毛先がなるべく直角にあたるようにする

　力を入れすぎると歯ブラシの毛が曲がってしまい，毛先があたりません．毛先があたらないとプラークが除去されにくくなります．

3) 歯ブラシの毛が曲がらない程度の力で歯ブラシを自由に動かし，歯の隅々に毛先を届かせる

　プラークはそれほど力を入れなくても除去が可能です．軽い力でシャカシャカみがくイメージで歯ブラシを動かしましょう．
　上記の方法で除去できないプラークは古いプラークであり，歯科専門職による機械的歯面清掃が必要です．

歯ブラシ圧に注意

　看護師と歯科衛生士の歯ブラシの使い方の大きな違いは，歯ブラシ圧にあると考えています．自分の歯をみがく時に「力いっぱい歯をみがかないと，みがいた気がしない」という方もいますが，それでも自身の歯をみがく際には痛みのない程度に力を加減し，気持ちよさや満足感を得ていると思います．しかし，患者の口腔ケアの場面ではどうでしょうか．痛みを訴えることも，手で振り払うこともできない方に知らず知らずのうちに痛みや不快感を与えてしまい，その結果，患者が開口拒否や歯ブラシを噛む行為で歯みがきを拒んでいることがあるかもしれません．心地良い口腔ケアを提供するためには，ブラッシングテクニックの習得が不可欠です．

プラークはそれほど力を入れなくても除去できます．歯面をピカピカに磨き上げるような歯ブラシの動かし方は力の入れすぎです．力を入れすぎると歯ブラシの毛先を歯面に正確にあてることができませんので，プラークを除去しにくいばかりか，長期間そのようなみがき方を続けると歯の摩耗や歯肉の退縮が起こり，場合によっては歯肉や粘膜に潰瘍を形成する場合もあります．

指を使った効果的な口腔ケア

歯みがきの際には片手に歯ブラシを持ちますが，もう片方の手の指も安全に配慮しながら活用することで，より効率的にきめ細やかな口腔ケアを提供できます．

口腔内にやさしく指を入れると，口腔内の過敏や過緊張，乾燥を感じ取ることができます．過敏を感じ取った時は，取り除くためにやはり指を使います．過緊張があれば，また指で緊張を取り除きます．挿入時の指の滑りが悪い場合は口腔内の乾燥が考えられます．唾液腺の開口部や粘膜に刺激を与えると，少しずつ唾液が分泌される状態を感じることができます．舌も直接触れてみることで，乾燥の状態，筋力，運動能力を確認できます．

歯をみがく時は，歯のおもて側は片方の指で頬を広げながらみがきます．その際は，開口させず閉じたままのほうが頬が広がりやすくなり，視野を確保できます．また，前歯部をみがく際には上唇小帯や下唇小帯を指で保護しながら実施すると痛みを伴うことが少なくなります．また，開口保持ができない場合には，指で軽く上下顎を固定することにより保持が可能となります．最後臼歯部の後ろに指をやさしく入れながら開口を促すこともあります．

口腔機能と密接にかかわる「うがい」動作[2]

ご自身で口腔ケアができる方の場合，歯みがき後に口腔内を洗い流すため，うがいをします．うがいには「ぶくぶくうがい」と「がらがらうがい」があり，それぞれ目的も方法も異なりますが，「口腔の動き」も違います．

ぶくぶくうがいは，歯や歯肉，頬粘膜，舌の清掃，がらがらうがいは，咽頭部，奥舌の清掃がおもな目的です．ぶくぶくうがいは口腔内に水を含み，しっかり水を保持することから始まります．水を保持している時の口腔機能は，口唇を閉鎖し息を止め，鼻咽腔に水が入らないよう軟口蓋と舌で閉鎖しています．うがい時は口腔内に水を保持した後，口唇，頬筋を上下左右に強く動かし，水を勢いよく動かします．この時に重要なことは鼻呼吸ができていることです．

しかし，口腔周囲の廃用や麻痺などにより，口唇閉鎖，頬筋の運動，軟口蓋，舌の機能に問題がある場合，または鼻呼吸ができない場合には，ぶくぶくうがいは難しくなり，口腔内に水を保持できず，すぐ水を吐き出してしまうことがあります．

このような方の場合は口腔内に水を入れず，まず頬を膨らませることが可能かを確認します．高次脳機能障害や認知症などの患者の場合は，「あっぷっぷ」と楽しみながら自然に動きの模倣

を促すような，十分なコミュニケーションと配慮が必要となります．頬を膨らませ，鼻呼吸ができているかどうか確認できたら，ぶくぶくうがいの動きをしてもらいます．うがいの動作を観察することで，どこに問題があるかを評価することができます．水を入れずにうがいの動作をすることが可能な方の場合は，繰り返し練習をした後，最初は水を少しだけ口に含んで実施してもらうことで，容易にできるようになる場合があります．ぶくぶくうがいは，口腔清掃のみならず口腔機能の向上にもとても効果的であるため，安全に配慮し，動作をよく確認しながら実施しましょう．

　がらがらうがいでは，口腔内に水を含んだ後，いったん息を止めます．その後，上を向き呼気で水をガラガラと泡立てます．がらがらうがいは，口腔内での水の保持が難しい場合，上を向く姿勢がとれない場合などは，水を飲み込んでむせるといった誤嚥のリスクがあるため十分な注意が必要です．

舌苔のケアは付着原因を知ることから始まる

　口腔ケアの際に気になるのが舌苔です．舌苔を見ると「きれいにしたい」という気持ちが先立ち，すぐにケアをしてしまいがちですが，ケアをしてもまたすぐに付着し，付着しては擦り取るという繰り返しになっていることがありませんか．

　舌苔のケアにおいては，除去を目的としたアプローチのみではなく，舌苔が付着する原因を評価することが必要です．舌苔は舌乳頭に食物残渣や細菌などの微生物，剥離上皮，唾液蛋白などが付着したもので，口臭や誤嚥性肺炎の要因となります．付着の原因としては，舌の機能低下や唾液分泌低下が考えられます．

　経口摂取していない場合は，咀嚼による刺激唾液の分泌が低下するため自浄作用が期待できず，舌苔が付着しやすくなります．咀嚼をあまり必要としない食形態の食事をしている方も同様です．また，舌の機能低下により咀嚼運動がスムーズにできない場合には唾液の分泌も悪いため，舌の上に食物がいつまでも残り，舌苔が付着しやすいのです．嚥下時に舌と硬口蓋との接触が悪く，しっかり閉鎖されない場合も，食物が残り舌苔が付着しやすくなります．

　舌苔が付着する原因を評価したうえで，原因に合わせて手技や薬剤などを選択し，適切なケアを実施します．舌苔のケアの基本は「乾燥を取り除く」「舌の動きを促す」「唾液を分泌させる」「力を入れすぎずやさしく清掃する」ことです．

　嚥下障害があり経口摂取していない場合は，歯ブラシなどで耳下腺開口部をやさしく刺激したり，舌（舌下腺）を軽く刺激したりすると，唾液分泌が促進され効果的です．唾液腺マッサージは顔面の刺激となり，表情筋の廃用予防効果も期待できます．

　重度の口腔乾燥で舌苔が多量に付着している場合は，保湿剤を用いて乾燥を取り除くことから始めると除去しやすくなります．経口摂取している場合は，ガムやスルメを噛んで唾液を分泌させる方法，飴やハチミツなどをなめてもらう方法も効果があります．

表1　口腔ケアを困難にする臨床症状

①意識障害
②開口障害
③頸部の異常姿勢と可動性の低下
④口腔・顔面の異常感覚（知覚過敏）と皮膚の短縮・筋の過緊張
⑤口腔内軟部組織の可動性の低下と伸張時の疼痛
⑥浅く速い呼吸や呼吸リズムの障害
⑦舌の麻痺（運動・感覚障害）や協調運動障害などの機能障害
⑧頬の内側の潰瘍や口内炎（などリラクセーションやケアを妨げるもの）

（菊池　詞，高橋真実子；2008[3]より引用）

舌苔のケアで使用する用具は舌苔の付着状態や舌乾燥の度合いなどによっても異なりますが，スポンジブラシや軟毛の粘膜ブラシなどが便利です．舌苔除去専用の舌ブラシも市販されていますが，擦りすぎて舌乳頭を傷つけることのないように注意して使用します．

リラクセーションと顔面マッサージ

口腔ケアは「口を開ける」ことから始まりますが，意識障害，開口障害，口腔ケアの拒否などにより，口腔ケアが著しく難しい場合があります（表1）[3]．「口を開ける」ための方法はいろいろありますが，ほとんどの方に適用できるリラクセーションと顔面マッサージの方法を紹介します．

私達は口腔周囲の筋肉の運動によって会話や食事をし，笑ったり怒ったりといった表情を作っています．ところが，突然の疾患の発症や障害により口腔を使わなくなり筋肉を動かさなくなると，筋肉の萎縮や顎関節の拘縮が起こります．意識障害，経管栄養などによって本来の動きを失った口腔は廃用（症候）となり，顔面の皺は消失し表情も乏しくなります．口腔機能の廃用は開口障害や開口制限の要因となり，口腔ケアを困難にします．

開口が難しい方に対し，どのような方法で開口を促していくかは，その後の口腔ケアをスムーズに進めるための重要なポイントとなります．力ずくで開口させることや，開口器を長時間使用しての口腔ケアは，口腔ケアへの拒否感，不快感を増大させるだけではなく，頸部や体幹の過緊張の要因にもなるので，「口から食べる」リハビリテーションを進めるうえでも避けるべきと考えます．

そこで筆者らは，顔面の筋肉を刺激する顔面のマッサージをしながら開口を促す方法を実施しています．この方法は，リラクセーション効果に加え，頸部や体幹の筋緊張の緩和にも効果があります．

①手のひらでそっと顔面に触れ，表情を観察する．触れられると不快な表情を示す時は過敏が考えられるので，過敏を取り除く方法（脱感作）を実施する．
②過敏がある方の場合→脱感作を行う．
　手のひらを使い，顔面の外側から正中に向かい顔面に少しずつやさしく触れる．はじめは拒否を示す動きがみられるが，少しずつ落ち着いていく．落ち着いたらまた別の部位に触れていく．触れられることに慣れていただくよう進めることがポイント．
　過敏が消えるまでには長期間かかるが，過敏を取り除かないまま口腔ケアを実施した場合，拒否はいつまでも続き，その結果，口腔ケアの効果も得られないため，脱感作は必ず行う．
③過敏がない方の場合
　やさしくゆっくり顔面の筋肉を動かす．頰全体，口腔周囲，オトガイ部，顎と顔面全体の筋肉をすべて刺激し，患者に痛みを与えず気持ちのよい表情を引き出すよう実施する．マッサージの力が強くならないよう加減し，顔面がリラックスすると同時に頸部も少しずつ緩んでいくように実施することがポイント．

　上記の顔面マッサージは，モーニングケアの時に蒸しタオルを使用して行うなど日常のケアに取り入れ，患者にとって快適な時間となるよう工夫することで継続的な実施が可能となります．マッサージの継続により，顔面には皺が現れ，無表情だった顔に豊かな表情が戻ります（図）．口腔周囲筋の過緊張がとれることにより，口唇に少し触れただけで自然に開口可能となり，患者，術者ともに楽に口腔ケアが進められます．
　開口拒否はそれまでの口腔ケアの方法を見直す必要があるというサインであり，口腔ケアの方法を改善することで患者に変化がみられることもあります．

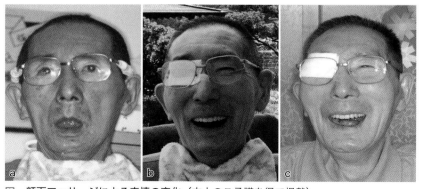

図　顔面マッサージによる表情の変化（本人のご承諾を得て掲載）
a：口腔ケア開始時，b：口腔ケア開始6年後，c：口腔ケア開始8年後．

> **ADVICE** 摘便も口腔ケアも「リラックス」が大切
>
> 看護師が指を使う業務に「摘便」があります．口腔ケアと摘便の手技は考え方が似ているように思います．摘便で，患者の緊張が強いとなかなか肛門に指を入れられないように，口腔ケアの際も，過緊張があると口腔内になかなか指を入れられません．また，羞恥心を感じるデリケートな場所であることも似ています．口腔ケアの際も，患者がゆったりとリラックスした気持ちで実施できるよう心がけましょう．

「唾液」が口腔環境維持の鍵

本項では口腔ケアの実施方法やスムーズなケアのための工夫について述べてきましたが，もっとも重要な点は，唾液分泌を促し口腔内の乾燥を防ぐことにあることがおわかりになると思います．

口腔内を正常に維持するためには唾液がもっとも重要であり，口腔内のトラブルは口腔乾燥から始まるといっても過言ではないと考えます．口腔乾燥にいち早く気がつき対処するためには，口腔乾燥を評価する眼を養うことが必要です．

口腔乾燥の評価にはさまざまな方法がありますが，看護スタッフ全員が日々の看護業務のなかで，簡潔に判断できる方法がよいでしょう．現場では，口腔乾燥症の臨床診断基準（表2）[4]の「3度」（重度），つまり，舌の上にほとんど唾液がみられず，乾いている段階の口腔乾燥の対応に苦慮しています．しかし，口腔乾燥は「1度」（軽度）の唾液の粘性亢進から始まっており，軽度の状態であれば唾液分泌を意識した効果的な口腔ケアで改善できることが多いのです（表3）[4]．これは経口摂取していない方でも同様です．

表2 口腔乾燥症の臨床診断基準

0度（正常）	1～3度の所見がなく，正常範囲と思われる
1度（軽度）	唾液の粘性が亢進している
2度（中程度）	唾液中に細かい唾液の泡がみられる
3度（重度）	舌の上にほとんど唾液がみられず，乾いている

（柿木保明，他；2005[4]より引用）

表3 口腔乾燥症の治療法の選択基準

診断	治療方法の選択
0度	原則として治療の必要はない
1度	症状がなければ生活指導のみ，あれば治療
2度	・唾液分泌改善の治療＋生活指導 ・漢方製剤（白虎加人参湯，麦門冬湯など） ・サリグレンなど 　（シェーグレン症候群の場合） ・唾液腺への刺激（舌体操やマッサージ）
3度	・保湿ケア（保湿剤）＋治療＋生活指導 ・唾液分泌改善の治療（上記）

注）0度や1度でも乾燥感を訴える場合がある．
（柿木保明，他；2005[4]より引用）

唾液分泌低下による口腔乾燥の原因のなかには，体液，電解質の異常，唾液腺細胞の破壊など全身疾患と関連するものもあります．口渇は，脱水の時にもっとも早く現れる症状であり，体重の2％の水喪失で口渇が出現します．しかし，高齢者では口渇中枢の感度の低下により口渇を感じにくくなり，また，意識障害のある患者では口渇を訴えることはできません[5]．看護師が常に口腔乾燥に気を配り評価をすることで，脱水にいち早く気がつき迅速に対処することができます．そのためにも，口腔内の粘性度が亢進してきたら口腔内の乾燥を防ぐための対応を開始することが重要となります．

文献
1) 安井利一監修：おとなのための歯と口の健康づくり．pp.36-38，医歯薬出版，2005．
2) 菊谷　武編著／西脇恵子，田村文誉共著：介護予防のための口腔機能向上マニュアル．p.43，建帛社，2006．
3) 菊池　詞，高橋真実子：快適な口腔ケアを提供するためのリラクセーションテクニック．「看護に役立つ 口腔ケアテクニック」．晴山婦美子，他編，p.28，医歯薬出版，2008．
4) 柿木保明，山田静子編著：口腔乾燥と口腔ケア．p.75，医歯薬出版，2005．
5) 前掲書4），p.30．
6) 金子芳洋編：食べる機能の障害〜その考え方とリハビリテーション〜．医歯薬出版，1987．

POINT

- プラークはそれほど力を入れなくても除去できます．
  歯ブラシ圧が強くなりすぎないよう注意しましょう

- 指で口腔内に触れることで口腔内の過敏や過緊張，乾燥を感じ取ることができます

- うがいは口腔清掃のみならず，口腔機能の向上にも効果的です．
  安全に配慮し，動作をよく確認しながら実施しましょう

- 舌苔のケアでは，舌苔が付着する原因を評価することが必要です

- なかなか口が開かない方には，リラクセーションと顔面マッサージが有効です

- 口腔内を正常に維持するためには唾液がもっとも重要です．口腔乾燥にいち早く気がつき対処するため，口腔乾燥を評価する眼を養いましょう

3. 効果と効率を考慮した口腔ケアを

口腔ケアの目的は口腔内環境と口腔機能の維持・向上にあります．患者自身が行う場合，医療職がサポートする場合，いずれの状況においても，つねに目的を意識して効果的かつ効率的に口腔ケアを実施することが大切です．本項では，そのためのポイントをお伝えします．

「口腔ケア＝食後の歯みがき」ではない

昭和30〜40年代，「歯みがきは1日3回，食後3分以内に，3分間みがきましょう」と提唱した標語「3・3・3運動」がありました．これはむし歯の予防法がまだ十分に確立していない時代の考え方であり，現在では，口腔内のpHは砂糖を口に含んだ時から急激に中性から酸性に大きく傾き，pH5.4以下でエナメル質が溶け始めることから，まだpHが低い食事直後に歯みがきをするのは歯に優しくないという考えもあります．唾液には，酸性を中性に戻す緩衝能があるので，食事の際に十分咀嚼することで唾液が多く分泌され，pHは食後しばらくすると元に戻ります．また，食後は満足感にひたる楽しい時間でもあり，「食後3分以内にみがく」を厳守する必要はないといえるかもしれません．

口腔ケアはむし歯予防だけでなく，口腔内環境と口腔機能の維持・向上が目的です．介護予防における口腔ケアサービスでは，唾液分泌を促し，口腔機能の働きを高め，おいしく食事をするためのプログラムとして，食前の口腔ケアを勧めます．誤嚥のリスクの高い患者においても，食前に口腔内の細菌数を減少させ，口腔機能を改善するため，食前に口腔ケアをします．

このように，口腔ケアの適切なタイミングや回数は，患者の口腔内の状態や口腔ケアの目的によって異なるので，口腔ケアアセスメントを行ったうえで決めることが大切です．

経口摂取していない患者への口腔ケア

口腔内総細菌数は1日のなかでも変動があり，唾液の分泌量が低下する就寝中に著しく増加し，起床直後にもっとも多くなるといわれます[1]．唾液は，分泌直後は無菌状態ですが，歯や舌，口腔粘膜などの細菌叢によって唾液中の総細菌数も増えていきます．つまり，口腔内のプラーク（バイオフィルム）が除去されていない場合は，唾液中の総細菌数も増加することになります．一方，唾液には口腔内の細菌や食物残渣を洗い流す「自浄作用」もあるため，食べ物をよく噛んで食

ることにより唾液が分泌され，口腔内環境を整えています．

しかし，経口摂取していない患者では，咀嚼によって分泌される唾液の自浄作用を期待できず，唾液の誤嚥による誤嚥性肺炎のリスクが高くなります．そのため，口腔内細菌数，唾液の分泌量と口腔乾燥を考慮して口腔ケアの回数と内容を決定します．また，経口摂取に向けた訓練を目的とした口腔ケアも取り入れていきます．

効果的かつ効率的な口腔ケアのための目標設定

口腔ケアを効果的に，かつ効率的に実施するためには，毎回同じ内容で漫然と行うのではなく，患者の状態や実施者の勤務体制に合わせて「いつ・どのような口腔ケアを実施するか」を検討し目標設定することが必要です．以下に一例をあげます．

1）起床直後の口腔ケア

増殖した細菌叢の誤嚥を避けるため，口腔ケアはすばやく行わなくてはいけません．全身状態や口腔機能によっても異なりますが，起床直後の口腔内は就寝中に唾液の分泌量が低下し粘性が亢進しています．さらに，開口状態の場合は，乾燥した喀痰，剥離上皮，粘性唾液などが口腔内全体に付着し，特に口腔機能が低下している患者ほど口蓋から軟口蓋，咽頭部に著明です．また，起床後の口腔ケアは，覚醒度を上げ，一日のスタートとして生活のメリハリをつけるためにも大切です．

2）起床時（日中）の口腔ケア

起床時（日中）の口腔ケアは，口腔内細菌叢（プラーク）を完全に除去することを目標として実施の時間と回数を決めるとよいでしょう．

口腔内が乾燥しやすい場合はケアの間隔を短くし，唾液の分泌を促進するケアを行うなどして乾燥を防ぎます．歯ブラシや歯間ブラシなどの補助用具を使用したブラッシング，唾液の分泌と口腔機能の改善を目的とした口唇訓練，舌訓練，頬筋訓練を行います．

3）就寝前の口腔ケア

プラークを可能なかぎり除去し，就寝中の口腔乾燥を軽減することがポイントです．起床時の口腔内環境の低下を予防するため十分な保湿ケアに努めます．一日のしめくくりとして粘膜ケアを中心としたシンプルケアを行い，咽頭部の吸引を確実に行いましょう．

以上は一例であり，個々の口腔内の状態によって適切な口腔ケア回数・内容は異なります．口腔内を十分観察し，患者の状態や口腔ケア実施者の勤務体制に合わせて，「徹底口腔ケア」と「簡単口腔ケア」を組み合わせて口腔ケア計画を立てることがポイントとなります．

口腔ケアは，「口腔が求めているケア」を提供すると顕著に効果が現れるものです．口腔ケアを実施している皆さんには，ぜひこのことを心のどこかに留めておいていただきたいと思います．

文献
1) 植松　宏監修：誤嚥性肺炎の予防と対処法．p.16，医歯薬出版，2005．
2) 柴田浩美：高齢者の口腔ケアを考える．pp.28-36，医歯薬出版，2003．

POINT

- 口腔ケアの適切なタイミングや回数は，患者の口腔内の状態や口腔ケアの目的によって異なるので，口腔ケアアセスメントを行ったうえで決定しましょう

- 経口摂取していない方は，唾液の自浄作用を期待できず，唾液の誤嚥による誤嚥性肺炎のリスクが高まります．口腔内細菌数，唾液分泌量，口腔乾燥状態を考慮し，経口摂取に向けた訓練も取り入れながら口腔ケアを行いましょう

- 患者の状態や実施者の勤務体制に合わせて「いつ・どのような口腔ケアを実施するか」を検討し目標を設定しましょう

- 口腔ケアは，「口腔が求めているケア」を提供すると顕著に効果が現れます

第2章　口腔ケアをはじめよう

4. 口腔ケア相互実習のすすめ

　筆者（晴山）は，口腔ケアの知識や技術の向上を目的とした研究会での活動に長くかかわってきました．本項では，研究会でのさまざまな取り組みのなかでも特に有意義であった相互実習の方法やその効果を紹介します．

口腔ケア相互実習の意義[1]

　筆者が参加していた「いわて口腔ケア研究会」（以下，研究会）は，口腔ケアに関する知識，技術の向上に資することを目的として2003（平成15）年に発足し，2016（平成28）年3月で活動を終了しました．実技研修は岩手県歯科医師会の指導の下，歯科衛生士による体験実習中心の内容で行い，14年間の活動期間中，看護職，介護職従事者を中心に2,159名が受講しました．

　看護職，介護職に従事する参加者の受講後アンケート結果を調査し，研修ニーズと研修効果を評価したところ，看護職が介護職と比べて有意に高かった項目は，「今までの方法を見直すことができた」（$p < 0.01$），「歯科衛生士による歯みがきが参考になった」（$p < 0.05$），「多職種連携の大切さがわかった」（$p < 0.05$）でした．看護師の方々のなかには，自分自身の口腔ケア技術に対し不安を抱え，自信をもてないまま口腔ケアを行っている方も少なくなく，研修に参加し技術の見直しができたことが満足度につながったと考えています．また，歯科衛生士が参加者の口腔内を実際にみがく実習などを通して，適切なブラッシング圧，気持ちの良いブラッシングを体験できたと考えます．

　口腔ケアには技術の習得と向上が求められます．看護師間で相互実習を行うことでブラッシング技術を学ぶことができ，口腔ケアを受ける側の気持ちを理解できます．また，歯科衛生士と連携することにより，さらに効果的なブラッシング技術を習得できます．（図）．

相互実習のポイント[2]

1）口腔ケアを受ける側，行う側の気持ちを考える

　相互実習の意義は理解していても，「自分の口の中を他人に見られたくない」という思いから躊躇する方は多いのではないでしょうか．口腔内の状態や口腔衛生に自信がない，見られること

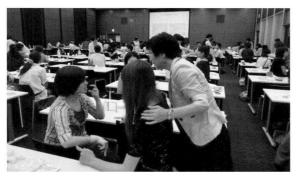
図　口腔ケア相互実習の様子

自体が恥ずかしいなど理由はさまざまですが，自分自身が感じるそのような抵抗感から，口がデリケートな部分であることを実感でき，口腔ケアを受ける患者の気持ちを理解することにつながります．

　また，上司や同僚間の相互実習では，看護業務のなかで患者の口腔ケアをしている時には忘れていた緊張感や不安があることにあらためて気がつき，繰り返しの業務のなかで"当たり前"になっている口腔ケアから抜け出す良い機会となります．

　口腔ケアを受ける側，行う側の気持ちを理解したうえで口腔ケアを実施できれば，患者に求められる口腔ケアへと近づくことができるでしょう．

2）呼吸リズムを意識した口腔ケアの方法・工夫を学ぶ

　口腔は，鼻とともに呼吸の入り口です．鼻呼吸が十分行えない患者の口腔ケアでは特に，呼吸のリズムを確認しながら実施するように注意しましょう．

　口腔ケアを実施していると，ついケアに夢中になってしまい，患者が長時間口を開けたままで呼吸しづらく苦しい状態になっていることに気づかない場合があります．相互実習を行うことで，呼吸のリズムを意識しながら歯ブラシを入れるなど，患者の呼吸リズムに配慮した口腔ケアの方法や工夫を習得できます．

3）誤嚥しにくい適切な姿勢を維持する方法を学ぶ

　口腔ケアに集中していると，患者の頸部が伸展していることや，口の中に唾液がたまっていることに気がつかない場合があります．口腔ケアは，汚染された唾液を誤嚥させないように安全な姿勢で実施することが必要であるため，頸部を前屈させて咽頭と気管に角度をつけて，誤嚥しにくい姿勢をとるように配慮します．

　相互実習の際には，頸部が後屈しないように，片方の腕で頸部を支える方法なども実習するとよいでしょう．

4）心地良いブラッシングテクニックを学ぶ

　気持ちの良いブラッシングのテクニックも相互実習によって習得できます．歯ブラシの当て方，ブラッシング圧，動かし方，頰粘膜の保護や視野の確保を目的とした片手の使い方などを実習を

表　水の安全な飲ませ方

① コップを患者の下口唇にあてる
② コップを傾ける
③ 水が上口唇に触れたら，患者自身に一口量を口の中に含んでもらう
④ 嚥下を確認した後，コップを口唇から離す

（柴田浩美；2003[3]）を参考に作成）

通して学びます．

　術者役の看護師はグローブをつけ，患者役は手鏡を持って実習を開始します．患者役は，手鏡でブラッシングの様子を見ながら，ブラッシング圧が強すぎて痛みを感じた時や歯ブラシがしっかりあたっていない時に術者役の看護師に伝えます．気持ち良く感じられた歯ブラシのあて方や力加減も確認し，双方でその手技を検討して技術を習得していくことが大切です．

　歯科衛生士にみがいてもらう機会をもつと，心地良いブラッシングテクニックを体験できるでしょう．

5）安全に水を飲ませる方法を学ぶ

　患者に水を飲ませた時，むせてしまった経験はありませんか．むせは，誤嚥の防御作用として咳反射が誘発されることで起こり，嚥下機能の低下が原因であることが多いのです．しかし，頸部伸展位の姿勢で，あるいは呼吸のリズムを考慮せずに水を飲ませるなど，不適切な介助によるむせは，術者が引き起こしたものです．

　日頃何気なく行っている水を飲ませる行為も，自分自身が水を飲ませてもらうと，さまざまな学びがあります．たとえば，うがいの水を口に入れられる時は，自分で飲む場合とは異なり，いつ，どのくらいの量の水が入ってくるのかがわからないため，誤嚥を回避するため頸部は過緊張となり，進入してくる水をせき止めようと舌も準備しています．しかし，口腔機能に問題がある場合や，認知機能や理解力が低下している方の場合は，このように回避することができず，誤嚥のリスクが高まります．

　呼吸のリズムを意識し，安全に水を飲ませるためのポイントは，術者が水を口腔内に流し込むのではなく，患者に一口量を含んでもらうことです（表）[3]．水を飲ませてもらう時の不安や緊張感を相互実習によって体験すれば，適切な介助で安全に水を飲ませることの大切さや患者が感じる安心感を理解できると思います．

6）口腔乾燥を擬似体験する

　口腔内口蓋にオブラートを1，2枚程度貼ります．正常な口腔内であれば，ほんのわずかな付着物でも不快感，違和感があり，オブラートを取り除こうと舌が動き出すことに気がつくと思います．舌で取り除かないようにじっと我慢していると，時間が経つにつれ安静時唾液によりオブラートがベタベタした状態に変化し，さらに不快感が増してきます．

　一方，口腔内の感覚や口腔機能の低下がある患者の場合はどうでしょうか．付着物に気がつか

ない，または気がついても除去することができません．そして，唾液分泌も低下しているため口腔内に乾燥付着物として残り，その結果，口腔内に付着物が何層も停滞し除去しにくい状況へと変化していきます．

文献
1) 晴山婦美子，高橋光恵，遠藤美恵子，南幅久美子，赤坂幾子，小野寺圭子，佐藤久美子，高橋由紀子，山本なお子，多田康子：某研究会における口腔ケア実技研修会の効果ー職種による満足度の差異ー．日本衛生学雑誌，11 (1)：82，2016．
2) 高江洲義矩監修，北原　稔，白田チヨ編：実践訪問口腔ケア　上巻．pp.34-35，クインテッセンス出版，2000．
3) 柴田浩美：高齢者の口腔ケアを考える．pp.16-20，医歯薬出版，2003．

POINT

- 口腔ケアの相互実習は，快適で効果的な口腔ケア技術の習得のみならず，口腔ケアを受ける側の気持ちを理解するためにもとても有意義です

- 歯科衛生士に歯をみがいてもらって心地よいブラッシングを体感するなど，歯科衛生士も交えた相互実習ができれば，より効果的です

COLUMN ❶
介護施設等勤務の看護師への期待
——いつまでも口から食べる支援としての口腔ケア——

●看護師と介護職が協働できるしくみづくりが大切

　介護施設等に勤務する看護師には，生活の場のなかで医療的な判断を行い，医療的ケアの提供や医療機関等との連携の役割を担うことが期待されています[1]．

　一方，介護福祉士は教育のなかで，生活支援における「他職種の役割の理解と連携の重要性」を学び，特に医療専門職である看護師への報告・連絡が重要としています．そこで，施設に多く配置されている介護職と協働しチームとして対応できるようなしくみづくりが看護師の重要な役割となります[1]．

●介護施設等勤務の看護師に求められる役割

　施設において口から食べる支援を進めるなかでは，急性期を経過した後も嚥下障害が改善せず慢性化している利用者や，加齢に伴う嚥下機能の低下，多種類の薬剤の服用の影響がみられる利用者など，摂食嚥下機能に問題があるさまざまな例がみられます．そのため，摂食嚥下障害への支援は嚥下機能の「改善」よりも「維持」が目標となり，また，現在の機能を最大限に活用できるような支援[2]が必要となります．そこで，生活支援業務の口腔ケアは，看護師の摂食嚥下障害に関する専門的知識と技術を活用し，「誤嚥せず，最後まで口から食べる支援」として利用者のQOLの向上を目指すことが目的となります．また，必要な栄養および水分を経口摂取できず，経管栄養に頼らざるをえない利用者に対しては，肺炎を起こさないように口腔内の環境を維持する視点が必要となります．

　看護師は，利用者の安全・安心な食生活を支えるため，利用者の一番身近でケアにあたっている介護職に，口腔内の評価やケアの方法，そして口腔内状態の変化に気づくポイントを指導することが重要となります．

　また，口腔の評価のみではなく，全身の運動機能をみることも重要です．頸部，体幹など全身へのアプローチが求められ，医師，歯科医師，看護師，リハビリ専門職など多職種のチームでアプローチすることが望まれます．しかし，施設ではすべての専門スタッフがかかわることは難しい現状があり，看護師が中心となって各専門職から情報収集し，介護職に伝える役割が求められます．

●人生最後まで口から食べられたKさんの事例[3]

　重度の摂食嚥下障害を有する入所者が，施設の看護師，介護職員，訪問の歯科専門職，リハビリ専門病院の専門職と連携した10年間の口腔のケアへのかかわりの結果，人生最後まで口から食べられた事例を紹介します．

　なお，写真等については，ご本人およびご家族からの許諾を得て掲載しています．

COLUMN ❶　介護施設等勤務の看護師への期待

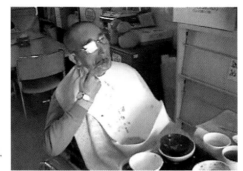

図1　Kさんの食事場面
口腔内への取り込みが困難で，こぼしや咳，むせがみられ，摂食嚥下障害が疑われた．

1）入所者の概要

入所者Kさんの概要は次のとおりです

> Kさん：男性，初診時72歳　　診断：脳卒中後遺症
> 既往歴：脳出血（38歳），くも膜下出血（53歳），脳梗塞（63歳）
> 障害名：摂食嚥下障害・左片麻痺・運動障害性構音障害
> コミュニケーション：筆談にて問題ない
> 障害高齢者の日常生活自立度（寝たきり度）：B-2（屋内での生活は何らかの介助を要し，日中もベッド上での生活が主体であるが，座位を保つ．介助により車椅子に移乗する）
> 認知症高齢者の日常生活自立度：0（自立）

2）食事場面の観察

Kさんは，施設内の食堂にむせている声が響き渡るような状況で食事をされていました（図1）．食形態は主食が全粥，副食はミキサー食で増粘剤を使用しており，口腔内への取り込み困難でこぼしが多く，摂食嚥下障害が疑われました．

> ◎食事場面の観察において看護師に期待する「気づき」
> - 誤嚥しているのではないか
> - 肺炎を起こすのではないか
> - 口の中はどうなっているのか（歯科専門職による評価が必要か）

3）食事後の口腔内の観察

> ◎食事後の口腔内の観察において看護師に期待する「気づき」
> - 食事後の汚染状況（歯と頬の間，舌の上，口腔底など食物残渣のある部位を確認し，機能的な問題を評価する）
> - 口腔ケアの方法はこのままでよいのか

4）歯科専門職による口腔内の評価とケアプランの立案

歯科専門職により，初診時の口腔内は表1のように評価されました．ケアプランを立てる際に，

表1 歯科専門職による初診時の口腔内の評価（晴山婦美子；2013[3]）をもとに作成）

評価項目		評価
歯の状態		無歯顎．義歯を使用していない
口腔衛生状態		増粘剤を使用しており，食物残渣が粘性を伴い多量に停滞／粘稠性唾液／痰の量が多い
軟組織の状態	舌	発赤・舌乳頭は消失
	硬口蓋	発赤，びらん
	軟口蓋	筋萎縮

表2 歯科専門職による評価に基づく口腔のケアプラン（晴山婦美子；2013[3]）をもとに作成）

問題点	目標	ケア項目	いつ	どのように	担当者
口腔清掃不十分による口腔内の環境低下	口腔内環境を改善し，誤嚥性肺炎を予防する	日常の口腔ケア	毎食後	口腔粘膜，舌の食物残渣を清掃する．ケア後は確実に吸引する	介護職看護師
		専門的口腔ケア	訪問時	日常行っている口腔ケアを評価し，次回までの目標を提案する	歯科衛生士介護職看護師
口唇閉鎖不全	口唇閉鎖の改善	口腔周囲の機能訓練	食事前訪問時	顔面のマッサージ口腔周囲筋マッサージ	介護職看護師歯科衛生士
舌の機能低下	舌の感覚向上	口腔機能向上を目的とした口腔ケア	訪問時	日常行っている口腔ケアを評価し，口腔機能訓練を目的とした口腔ケアを実施する	歯科衛生士

歯科専門職による評価に基づく口腔のケアプラン（表2）も同時に立案することで，問題解決に向けたそれぞれの役割が明確になり，効率的な口腔ケアサービスの提供につながります．

◎口腔のケアプラン検討時に看護師に期待する「気づき」
- このまま経口摂取を続けてよいか（専門的評価が必要か）
- 食形態はこのままでよいか
- どのように食事介助すればよいか
- 座位での自力摂取ではむせが多いが，このままでよいか

5）リハビリテーション専門病院への入院

Kさんは，摂食嚥下障害の評価とリハビリテーションを目的としてリハビリテーション専門病院へ入院し，専門スタッフから指導を受けることとなりました．

（1）ビデオ嚥下造影検査：入院後，ビデオ嚥下造影検査により器官の動きと構造の異常，食塊の動きの評価を行い，安全に口から食べることができるかどうかについて検討がなされました．検査の結果，「舌根から上咽頭部は左側に重度の萎縮あり．食塊の送り込みは期待できず，重力で食道へ落ちていくことが確認された．体幹角度45°右側臥位に設定することで食塊が自然落下しやすくなる」と評価されました．

表3 入院中の多職種による評価とそのかかわり（晴山婦美子；2013[3]）をもとに作成）

職種	評価	かかわり
看護師	ADL評価（バーセル指数[*]）：入院時13点 　食事・整容・更衣・入浴・移乗：全介助 　排泄・移動：一部介助 食事形態：全粥・副食ミキサー食	安全で安楽な食事形態，食事介助方法の獲得 基本動作の獲得 摂食嚥下訓練 施設退院に向けて施設職員に情報提供
理学療法士	頸部・体幹：硬さ著明 呼吸機能：低下し咳が弱い	リラクセーションにより，呼吸・嚥下しやすい身体コンディショニングを行う 立ち上がりと立位バランスの改善
作業療法士	高次脳・知的機能：問題なし コミュニケーション：筆談で問題なし 訓練への取り組み：前向きで理解良好	車椅子移乗時の立ち上がりや方向転換などの動作訓練 電動車椅子の経験
言語聴覚士	反復唾液嚥下テスト：試行困難 水飲みテスト：実施不可 下顎運動不可，口唇閉鎖不全，舌の低緊張，軟口蓋筋萎縮	食事場面の確認 食前の間接訓練指導 口腔顔面の粗大運動訓練 発声練習

[*]バーセル指数（Barthel index, BI）：基本的日常動作（ADL）の評価法の1つで，食事，椅子ベッド移乗，整容，トイレ動作等の10項目について評価したもの．要介助と自立の基準があり，最高100点，最低0で，BIが60点以上では介助が少なくなり，40点以下ではかなりの介助を要する．20点以下は全介助となる．

施設の生活では，朝・夕食は全介助で摂取し，昼食はご本人の強い希望で自力摂取していました．しかし，本検査により自力摂取は難しいと診断されたため，主治医からご本人に説明し，ご本人も納得されました．

(2) 多職種による評価とかかわり：誤嚥や食物残留がリハビリテーションによって改善できるかを多職種の視点で評価し，その評価に基づくかかわり（支援）の内容についても検討されました（表3）．

6) 退院後

入院から1カ月で退院となり，施設側には食事介助のポイントや留意点（表4）が申し送られるとともに，退院後の生活についてのアドバイスがされました．また，退院後のフォローとしてリハビリテーション担当者が施設を訪問し，口腔ケアの実施状況の確認と，施設のマンパワーや環境を考慮した訓練の提案・指導を行い（図2），今後の施設での生活指導の指針となりました．施設勤務の看護師は，この指針に基づいてケアが円滑に行われるようにコーディネータとしての役割を担いました．

退院後も「いつまでも口から食べられる」ことを目指し，口腔のケアプラン（表5）を作成し，ご本人，看護師，介護職，歯科衛生士による取り組みを継続しました．

Kさんの最後の一口は，施設の職員が用意したお酒のゼリーでした．Kさんが人生の最後まで「自分の口から食べる」ことができたのは，「口から食べたい」という本人の意欲と前向きに生き

表4 食事介助・食後のケアのポイントと留意点

①食事の前の準備
・口腔のケア,顔面マッサージ,咽頭アイスマッサージ,確実な吸痰
②食事の準備
・食形態の調整の指導(増粘剤を使用し,粘度が一定になるように調整)
③体位の調整・食事介助
・体幹角度40°〜45°がもっとも安全
・摂食介助では奥舌に流し込むようにすることがポイント
・体幹の硬さや座位姿勢に問題があるため,リラクセーションバランス訓練ストレッチ等を実施
・呼吸機能が低下し咳嗽力が弱いため肺炎予防に注意する
④食後のケア方法の指導
・残留した食物残渣を誤嚥しないように口腔ケアを行う

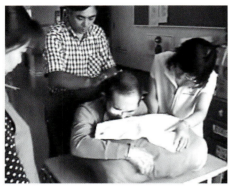

図2 リラクセーション方法の指導
施設にて,クッションを活用したリラクセーションを理学療法士,作業療法士,看護師が指導した.

ようとする姿勢,ご家族や施設側の理解と協力,そして多職種によるチームアプローチの成果であったと考えています.

● 看護師が多職種連携の要

日本看護協会「介護施設等における看護職員に求められる役割とその体制のあり方に関する調査研究事業報告書」[1]によると,生活支援にかかわる業務のなかで,「食事形態や嚥下等の食事摂取にかかわる相談・支援」の実施者の多くが看護師であることが報告されています.また,入所者の健康管理等に関して,「口腔ケア」は「低栄養予防」の次に積極的に取り組んでいると回答しており,施設入所者にとって最大の楽しみである食事の支援に看護師が中心となって取り組んでいることが報告されています.

「口から食べる」ことは,生きる意欲,さらには生活の質の向上につながります.介護施設等に勤務する看護師には,一人でも多くの利用者が「いつまでも口から食べられる」ように施設内外へと連携の輪を広げ,その連携の要としての役割を果たすことが期待されています[1].

表5 口腔のケアプラン

問題点	目標	ケア項目	いつ	どのように	担当者
食事時に誤嚥があり，誤嚥性肺炎のリスクがある	誤嚥によるむせが少なく，安全に食事ができる	口腔ケア	食事の前後	口腔ケア，顔面マッサージ，咽頭のアイスマッサージの実施 実施後には吸引する	介護職 看護師
		訪問歯科保健指導	訪問時	日常的口腔ケアを評価し，目標を設定する	歯科衛生士
口唇閉鎖不全	口唇閉鎖，流涎が改善する	口腔周囲筋刺激訓練	毎日	電動ブラシで口腔周囲筋を刺激する（図3-a）	本人 看護師
			訪問時	顔面マッサージ，口腔周囲筋訓練を実施する	歯科衛生士
舌の機能低下	食事時の食塊の送り込みが低下しないようにする	舌筋の筋刺激訓練	毎日	電動歯ブラシで舌筋の筋刺激訓練を実施する	本人 看護師
		口腔機能向上を目的とした口腔ケア	訪問時	日常的口腔ケアの評価と機能的口腔ケアを実施する	歯科衛生士
軟口蓋の運動機能不全	軟口蓋の運動機能を維持する	ブローイング	毎日	ホイッスルにゆっくり息を吹き込む訓練をする（図3-b）	本人 看護師

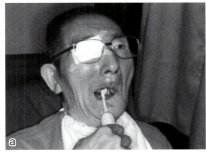 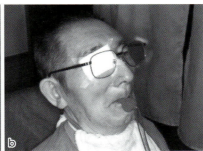

図3 口腔機能の維持向上のための訓練
a：電動歯ブラシによる口腔周囲筋の刺激，b：ホイッスルを用いたブローイングの練習．

文献
1) 日本看護協会：介護施設等における看護職員に求められる役割とその体制のあり方に関する調査研究事業 報告書．日本看護協会，2017．
2) 野原幹司 編：認知症患者の摂食・嚥下リハビリテーション．南山堂，2011．
3) 晴山婦美子：事例からみる歯科衛生士の役割．「最新歯科衛生士教本 高齢者歯科 第2版」（全国歯科衛生士教育協議会 編），pp.202-209，医歯薬出版，2013．
4) 金子芳洋，加藤武彦，米山武義 編：歯界展望別冊 食べる機能を回復する口腔ケア．医歯薬出版，2003．
5) 菊谷 武 編著：高齢者の口腔機能評価 NAVI．医歯薬出版，2010．
6) 鎌倉やよい 編集：嚥下障害ナーシング．医学書院，2000．

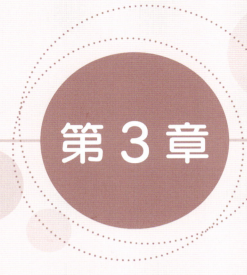

第3章

経過別にみる
患者の特徴と
基本的な口腔ケア

第3章　経過別にみる 患者の特徴と基本的な口腔ケア

1. 急性期
1）患者の特徴と口腔ケアの目的

　疾患や手術，外傷などの侵襲により身体機能が障害されている急性期の患者は，口腔の汚染や乾燥，粘膜潰瘍などが認められ，定期的に口腔ケアを実施していても口腔衛生の維持は容易ではありません．本項では，急性期の患者特有の環境・問題をふまえた口腔ケアについて考えていきましょう．

急性期の患者の特徴

　急性期で重症かつ重篤な患者は，呼吸や循環を中心とした疾患や手術，外傷などの侵襲により身体機能が障害されています．そのため病態の変化が著しく，自然治癒力を最大限に活用しても回復できず，人工呼吸器や循環補助装置などの医療機器，薬剤効果によって生命を維持している状況にあります．また同時に，疾患や治療によりセルフケア能力が低下し，身体的だけでなく精神的にも苦痛が生じ，その家族も家族の一員である患者の変化に戸惑い，パニックに陥り，心理的危機状態にあります（表1）．
　急性期にある重症患者にかかわる看護師は，基本的なフィジカルアセスメント能力をもって病態の理解と変化を予測し，看護ケアによって合併症を回避する能力が求められています．また，

表1　急性期患者の特徴

- 医療的介入なしでは生命が維持できない
- 身体生理機能が低下しており，生命を脅かすような事態に陥る危険性が高い
- 病状の変化が著しく，変化がはやい
- 全身の諸臓器，組織・細胞が疾病や治療による影響を受けている
- セルフケア能力が低下している
- 疾患や侵襲的治療によって肉体的苦痛を生じている
- 言語的コミュニケーションの障害や手段に制限があり，自己を表現できないことがある
- 日常生活リズムが乱れ，昼夜の周期が崩れている
- 心理的危機状態にある
- プライバシーや自己決定など，人間としての権利が制限される
- 家族や社会から隔絶されている
- 家族自身も心理的危機状態にある

セルフケア能力が低下した重症な患者に対して，治療優先という非日常生活のなかでも日常的な生活を援助し，可能なかぎり障害の程度を最小限に，かつ患者が回復可能な能力を最大限に早期に回復できるように援助することが期待されます．同時に，心理的危機状況にある患者はもとより，家族への精神的な援助といった心理的・社会的援助能力が必要となります．

口腔の状態

1）口腔乾燥・口腔粘膜損傷

　健常者の口腔内は，唾液の分泌により自浄作用が機能しています．唾液は侵入微生物を洗い流す効果だけでなく，分泌IgAによる免疫防衛作用やさまざまな抗菌性物質による感染防御作用を発揮します．

　しかし，急性期患者の多くは唾液分泌低下や口腔乾燥により自浄作用が低下しています．急性期患者の唾液分泌低下や口腔乾燥の原因には，絶食や意識低下による咀嚼活動の低下，口腔への刺激の低下，口呼吸，酸素投与，侵襲に伴う生体反応（カテコラミンのストレスホルモン），ショックや侵襲に伴う末梢循環障害，高血糖，発熱，脱水，薬剤投与の副作用などがあります．誰でも緊張すると「頻脈」になり，「血圧が上昇」するように，ストレスは唾液の分泌を低下させ，口腔乾燥を生じさせます．そして，口の中が粘つき，「のどが渇いた」と自覚させます．また，口腔乾燥は粘膜の炎症反応を誘発し，潰瘍が形成され，口腔粘膜損傷により出血が生じます．

　経口挿管されている場合は，気管チューブの刺激や圧迫によっても口唇や舌に潰瘍を形成します．口腔の潰瘍や損傷は，創傷治癒過程が遅延傾向にある急性期患者に長期にわたって痛みや不快感などの苦痛を与えます．

2）セルフケア能力の低下による口腔内環境の悪化

　急性期にある患者は，人工呼吸器装着や疾病・鎮痛鎮静剤などによる意識障害に伴って嚥下機能障害を合併する症例が多く，セルフケア能力が低下しています．そのため，唾液分泌の低下とデンタルプラーク（1mg中1億個の細菌が含まれる菌塊）などの有機物の蓄積（colonization）が生じ，口腔には自浄作用の低下と口腔常在菌叢の蓄積が起こってきます．歯面と歯肉のポケットに付着した口腔細菌はプラークを形成し，歯の硬組織の表面を脱灰する酸を生成して，う蝕が発生します．また，プラークが歯肉炎を引き起こし，ときに歯周炎へと進行します．

　プラーク中の細菌が産生する内毒素は，歯周組織を構成する細胞や全身の組織，細胞にアポトーシス（生体が不要になった細胞を排除するために，細胞自らがプログラムを作動させて自殺する細胞死現象）を誘導します．また，肺胞マクロファージのアポトーシスも引き起こすといわれており，プラークが肺における感染防御機能も障害している可能性があります．さらに人工呼吸器の装着は，口咽頭部の細菌増殖とともに気管チューブのカフ周囲から細菌が進入してVAP（人工呼吸器関連肺炎）の原因となりえます．

3）誤嚥性肺炎発症リスク・感染症重症化リスクの増大

　口腔機能の低下によるプラーク・食物の残存，排痰機能の低下による痰の貯留，腸蠕動の低下や臥床による胃内容物逆流などが原因で口咽頭部に非常在菌が繁殖し，それが誤嚥などによって下気道に細菌が侵入すると，誤嚥性肺炎を発症します．

　さらに，生体侵襲や低栄養状態などにより易感染状態にある急性期患者の多くは抗生剤を投与されています．そのため，抗生剤に対する耐性菌の繁殖によって感染症が重症化し敗血症を起こすこともあります．

口腔ケアの意義と目的

　急性期の患者にかかわる看護師は，急性期における「口腔ケア」は重要な看護ケアだと考えています．なぜならば，先述のとおり急性期患者の多くが口腔汚染していたり，口腔乾燥，口腔粘膜潰瘍とそれに伴う疼痛・出血，舌苔などの症状がみられたりと，口腔ケアを実施していても口腔衛生の維持が困難であることを実感しているからです．さらに，口腔衛生状態の悪化が肺炎を誘発し，口腔の諸症状が患者に苦痛を与えることなど，患者に不利益を生じさせることもわかっています．

　集中治療を受ける患者がストレスと感じる5つの症状として，「痛み」「口渇（のどの渇き）」「不安」「呼吸困難」「不眠」があるといわれています．このように，口腔乾燥などによる口渇に伴う不快感は，急性期にある患者にとってとても大きなストレスであり，口渇を緩和する方法の一つである口腔ケアは重要となります．

　看護師は，患者の口腔環境悪化の原因を理解し，口腔アセスメントをもとに，口腔乾燥などの症状に対応した用具や口腔洗浄薬・湿潤剤，口腔ケア方法を選択することが求められています．また，プラークコントロールを意識した口腔ケアを実践し，口腔衛生の回復・維持ができるように口腔ケアを患者に提供する必要があります．こうしたアプローチは，患者に清潔感や爽快感を与え，口渇を含めた苦痛体験の多い急性期を乗り越えるための励みになります．

表2　急性期口腔ケアの目的

- 口腔細菌の繁殖を防ぎ，誤嚥性肺炎・人工呼吸器関連肺炎を予防する
- 口腔疾患（う蝕，歯周炎，口内炎）を予防する
- 口腔乾燥を予防し，唾液分泌促進により自浄作用を働かせる
- 患者に清潔感，爽快感を与える
- 意識レベル，セルフケア能力を回復させる
- 口腔・嚥下機能の回復を図り，食事摂取開始に向けた準備をすすめる
- 生活リズムを整える

また，急性期患者が早期にセルフケア能力を回復できるように，二次合併症である廃用症候群の予防と身体機能を最大限に発揮できるようなセルフケアの習得援助，摂食嚥下機能の維持回復へのアプローチと早期の経口栄養・経腸栄養の開始など，口腔ケアと同時に口腔環境を正常化するための包括的な戦略を立てることも看護師の重要な役割です．（表2）．

急性期看護における口腔ケアアプローチ（表3）

1）口腔アセスメント

このように，急性期にかかわる看護師は，口腔汚染の原因や汚染による合併症を理解し，口腔環境に対する問題意識をもって口腔アセスメントを行う必要があります．口腔アセスメントは，

表3　急性期の口腔ケアの実際

口腔アセスメント
・全身状態：意識，体液/電解質，呼吸，栄養，感染，凝固・線溶傾向（抗凝固剤投与の有無） ・口腔環境：口唇・舌・口腔粘膜・歯肉〔湿潤，色調，張り，プラーク，感染，出血（口腔ケア指数 OCI：Oral Health Care Index）〕，歯・義歯，口臭，痰付着，口腔疾患，口腔乾燥をもたらす薬剤投与（昇圧剤，利尿剤，消化性潰瘍治療薬，解熱鎮痛薬，抗不安薬，睡眠剤） ・口腔・嚥下機能：反復唾液嚥下テスト（Repetitive saliva swallowing test，RSST），ポジショニング，口唇・舌運動，咳嗽，声調 ・セルフケア能力：体位保持，ブラッシング，含嗽
口腔清浄
・ブラッシング：歯ブラシ，歯間ブラシ，デンタルフロス，スポンジブラシ ・口腔洗浄，含嗽
口腔湿潤化
・Kポイント*マッサージ，舌運動，唾液腺マッサージ ・湿潤剤塗布：口腔，口唇 ・ガムを噛む
口腔・嚥下機能の維持回復
・ポジショニング：セミファウラー位，側臥位 ・口腔周囲筋マッサージ ・唾液腺マッサージ ・舌運動 ・口つぼめ，頬部膨らませ ・嚥下訓練 ・咳嗽
歯科医療職による専門的アセスメントおよび口腔ケア
・専門的アセスメント ・専門的口腔ケア ・日常口腔ケア技術の評価

*Kポイント：臼後隆起後方のやや内側．

疾患の理解とともに，侵襲に伴う生体反応を意識して行わなくてはなりません．
　まず，口腔アセスメント用紙を作成し，口腔清浄できる口腔ケアの方法や用具・口腔潤滑剤の選択，ポジションの設定，口腔嚥下機能への介入などについて計画します．

2）口腔清浄・口腔湿潤化

　出血傾向がある患者以外は，ブラッシングによって歯面や歯間，歯周ポケットからプラークを除去します．出血傾向や口腔粘膜障害がある患者には，スポンジブラシなどを使用して実施します．また，口腔汚染により舌苔が生じている場合は，舌ブラシやスポンジブラシでブラッシングします．その後，含嗽や口腔洗浄により洗浄液で口腔から洗い流します．洗浄液は水道水で十分ですが，グルコン酸クロルヘキシジンが含まれる市販の洗口液で実施してもよいでしょう．意識障害などで洗浄液などが口腔内に残る患者には，細菌で汚染された洗浄液が確実に口腔から排液されるように吸引を行います．
　口腔乾燥が認められる患者には，口腔清掃後，マッサージや湿潤剤の塗布などを行います．

3）口腔・嚥下機能の維持回復

　口腔ケアの実践において，口腔・嚥下機能の評価を併用することで摂食機能が評価でき，経口摂取の開始時期を早期化できます．経口摂取の開始によって腸管機能が回復し，免疫機能の回復，栄養状態の維持増進につながります．また，咀嚼によって唾液の分泌が促進され，口腔の湿潤が促進されます．

口腔ケアは他職種との連携が不可欠

　しかしながら，急性期で忙しく働く看護師にとって，口腔ケアに十分な時間をさくことは容易ではなく，患者の病態が多様化し口腔衛生困難症例が多い現状では，多職種でのアプローチが不可欠です．口腔ケア困難症例に対しては歯科医師や歯科衛生士が専門的アセスメントとケアを実施し，セルフケア機能に関しては，リハビリテーション科が嚥下訓練や運動・作業療法，呼吸療法に介入するなど，他職種と連携しながら口腔ケアに取り組みます．
　当院においても，口腔アセスメントの結果，看護師による口腔ケアだけでは問題解決が困難と判断された場合は，専門的知識・技術をもった歯科衛生士が介入できるシステムがあります．歯科衛生士は専門的なアセスメント・口腔ケアを実施するとともに，看護師や患者自身が実施する口腔ケアの評価をします．そして，適切な口腔ケアが実践されているかをモニタリングし，必要に応じて看護師や患者自身に指導的なかかわりをしています．

POINT

- 急性期の重症・重篤な患者は病態の変化が著しく、医療機器、薬剤によって生命を維持している状況にあり、セルフケア能力も低下しています

- 看護師は患者の口腔環境悪化の原因を理解し、口腔アセスメントをもとに症状に適した用具、薬剤、口腔ケア方法を選択することが求められています

- セルフケアの習得援助、摂食嚥下機能の維持回復へのアプローチなど、口腔環境を正常化するための包括的な戦略を立てることも看護師の重要な役割です

- 多忙な看護業務のなかできめ細やかな口腔ケアを実施するためには、多職種でのアプローチが不可欠です

1．急性期
2）口腔の観察ポイントと口腔ケアの流れ

　急性期では，全身状態を考慮し，医学的管理に基づいた口腔ケアが求められます．疾患あるいは病態によってはアセスメントに影響し，口腔の観察ポイントやケア方法，対処方法が異なるため，全身状態（意識レベル，呼吸管理，栄養管理，全身状態の安定度，出血傾向の有無，易感染性の有無，むせ・嘔気・嘔吐の有無）や目標を確認してからケアを行います．

口腔内の観察方法と観察ポイント

　前項で述べられているとおり，急性期では，人工呼吸器装着や疾患，鎮痛鎮静剤の投与などにより意識障害がみられる患者が少なくありません．そのため，術者による口腔ケアが主体となり，術者の指や照明をうまく使いながら，感覚（触覚・視覚）を活かした口腔内の観察やケアが求められます．

1）観察前の準備
　まず，患者の体位を調整し，口角炎や口唇の乾燥がみられる場合は，開口時の亀裂や出血を防ぐためにあらかじめワセリンや保湿剤などを口唇に塗布します．

2）観察方法
　口腔内の観察・ケアの前には，対象者の意識障害の有無に関係なく，「お口を見せてくださいね」などと声をかけ，口腔ケアを始めることを伝えます．

　口腔内はベッドサイドのライトやペンライトを使用して観察しますが，利き手でライトを持つ場合は，反対の手の人差し指で口唇や頬粘膜を排除しながら観察します．2人でケアをする場合は，介助者がライトを持って照らしながら行います．

　口腔ケアでは，口腔内がよく見えるように環境や体勢を整えることが大切です．口腔内がよく見えない状態でのケアは，口腔内疾患の見落とし，水分の誤嚥，汚れの残留などの原因になります．また，対象者の体位やベッドの高さの調整が不十分な場合，術者が口腔内を覗き込む姿勢をとることになり，腰痛や肩こりの原因にもなるため注意が必要です．

3）観察のポイント（図1）
　（1）歯・歯周組織：ペンライトなどを使用して頬粘膜を排除しながら，歯がある箇所，歯並び，動揺がみられる歯や鋭利な歯（残根歯や破折歯は咬合面を人差し指で触り，動揺や尖り具合をみる）の有無，充填物の状態，歯肉の腫脹，出血の有無，プラークの付着（絶食中でも歯頸部，歯

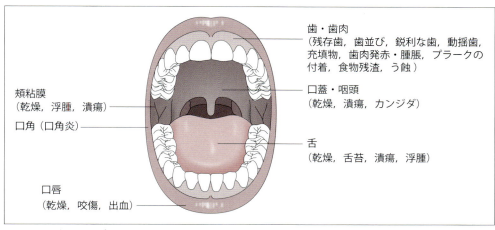

図1 口腔内の観察ポイント

間部にはプラークが付着しやすい）などを観察します．歯科用ミラーがあると，舌側，口蓋側も観察できるので便利です．

急性期の患者は，救急処置に伴う歯の動揺や破折，充填物の脱離がみられたり，義歯に気づかず装着されたままになっていたりすることなどがあるため，しっかり観察しましょう．

（2）**口腔粘膜**：出血や腫脹の有無，分泌物の付着状況，乾燥の有無，舌苔，カンジダや口内炎などの疾患の有無を観察します．口腔ケア実施時に患者さんの口腔内を見れば，乾燥しているかどうかは主観的にある程度評価できますが，口腔乾燥の程度をより詳しく調べる場合には，舌下部・舌背上の唾液量や唾液の粘稠度を観察する方法があります[1]．また，歯科用ミラーを用いることができれば，歯科用ミラーと粘膜との摩擦で口腔内の乾燥度を判定するROAG（Revised Oral Assessment Guide）[2, 3] も有用です（表）．

ADVICE 「いつもと違う」を見逃さないで！

看護師の皆さんは，忙しい勤務のなかで時間をかけて口腔内の観察や評価をすることは難しいと思いますが，患者さんの口腔内を観察した時に，「臭う？」「出血している？」「白いものがある？」などいつもと違う「異変」を感じたら，それは口腔内疾患かもしれません．少し時間をかけて口腔内を観察する，歯科医療者に報告するなど，見過ごさずに対応することが口腔内疾患の早期発見につながります．

表 ROAG (Revised Oral Assessment Guide)

カテゴリー	方法	スコア 1	スコア 2	スコア 3	対処
声	患者と会話	正常	低い or かすれた	会話しづらい or 痛い	医師に相談
口唇	観察	平滑でピンク	乾燥 or 亀裂 and/or 口角炎	潰瘍 or 出血	医師 or 歯科医師に相談
粘膜	観察 ライトと歯科用ミラーを使う（義歯を外して）	ピンクで潤いあり	乾燥 and/or 赤, 紫や白色への変化	著しい発赤 or 厚い白苔 出血の有無にかかわらず水疱や潰瘍	同上
舌	同上	ピンクで潤いあり 乳頭あり	乾燥, 乳頭の消失 or 赤や白色への変化	非常に厚い白苔, 水疱や潰瘍	同上
歯肉	同上	ピンクで引き締まっている	浮腫性 and/or 発赤	手で圧迫しても容易に出血	口腔ケア 歯科医師, 歯科衛生士に相談
歯/義歯	同上	きれい 食物残渣なし	1) 部分的にプラークや食物残渣 2) う歯や義歯の損傷	全般的にプラークや食物残渣	口腔ケア 歯科医師に相談
唾液	歯科用ミラーを頬粘膜にあてて滑らせる	ミラーと粘膜との間に抵抗なし	抵抗が少し増すが, ミラーが粘膜にくっつきそうにはならない	抵抗が明らかに増し, ミラーが粘膜にくっつく, あるいはくっつきそうになる	口腔ケア 人工唾液
嚥下	嚥下してもらう 観察・問診	正常な嚥下	痛い or 嚥下しにくい	嚥下不能	医師に相談

(岸本裕充；2007[2], Andersson P, et al；2002[3] をもとに作成)

口腔ケアの方法

　急性期・回復期・生活期問わず，口腔ケアの目標や方針，手技は，対象者の環境面，精神面，全身状態，口腔内の様子など，さまざまな要素を総合的に判断して決定します．急性期の特徴としては，意識障害がある患者さんはセルフケアが困難であるため，術者による口腔ケアとなること，患者さんの状態が日々変化することも多いため，その時々の患者さんの状態に合わせてケア内容を臨機応変に変えていかなくてはならないことなどがあげられます．

　急性期における基本的な口腔ケアの流れを図2に示します．回復期・生活期の口腔ケアもほぼ同様の流れで行います．図2の各項目におけるポイントを確認しましょう．

1) 必要物品の準備

　口腔ケアに使用するおもな物品は図3のとおりです．必要物品を揃えてからケアを開始しま

1. 急性期 2) 口腔の観察ポイントと口腔ケアの流れ

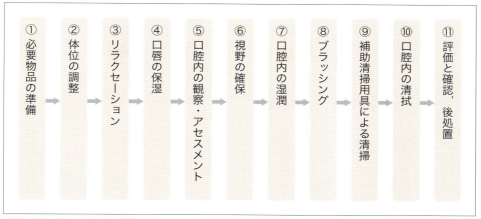

図2 急性期における基本的な口腔ケアの流れ
基本的な流れは回復期,生活期と同様である.

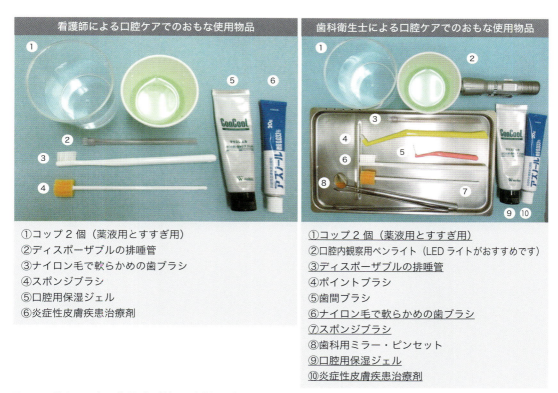

図3 口腔ケアの必要物品（下線部は看護師・歯科衛生士共通の使用物品）

しょう．洗浄用のシリンジに薬液を入れておく，保湿剤は小豆2個大くらいの量をトレーに出しておく，排唾管を吸引器に装着しておくなど，各物品がすぐに使用できるよう準備しておくと，ケアをスムーズに短時間で行うことができます．

> **ADVICE　当院で使用している口腔ケア用物品**
>
> 　当院では，歯ブラシ，歯間ブラシ，ポイントブラシ，スポンジブラシ，排唾管，保湿剤類は売店で販売しているので，売店で購入しています．
> 　口腔ケアで使用する薬液は，施設基準や患者さんの病態，口腔内状況，嗜好，金銭面，使用によるリスクなどさまざまな点を考慮して選びます．当院では，看護師と歯科衛生士が相談し，以下の薬液を使用しています．
> - 処方可能な含嗽剤：イソジンガーグル®，ネオステリングリーン®，アズノール®，ハチアズレ®
> - 消毒薬：0.02％塩化ベンザルコニウム，イソジン液
> - 市販されている洗口液：コンクールF®など
> - その他：緑茶，微温湯
>
> 　歯ブラシによるプラークの除去は不可欠であるため，口腔ケアでの薬液の使用目的は，消毒，洗浄効果，爽快感などにあると考え，ICUや急性期病棟では，目的に合わせてコンクールF®（アレルギーがある場合や購入不可能な場合を除く），水道水を使用しています．口内炎がある場合はアズノール®やハチアズレ®を使用します．

2）体位の調整

　術者が口腔ケアを行いやすい高さにベッドを調整します．意識障害がある患者さんであっても，必ず「ベッドの高さを調整しますね」と声をかけてから行います．ベッドは30～45°ギャッチアップして，頸部を少し前屈させます（図4）．

・仰臥位の場合……気管伸展位を避け，頸部を横に（術者側に）傾ける．

・頸部の緊張が強く前屈が困難な場合・片麻痺がある場合……側臥位にする．

・麻痺がある場合……姿勢が麻痺側に傾く傾向がある．麻痺側が下になると，水分や唾液が麻痺側を通過するため誤嚥の危険性が高くなるので，健側が下（麻痺側が上）になる側臥位にする．

・頸部固定などで体位変換ができない場合……体位の調整が困難なため，口腔ケア実施時に吸引を十分に行う，ガーゼを使って口腔内の水分を吸い取りながらケアを行うなどして誤嚥を防ぐ．

　体位調整時，顔・頸部付近にあらかじめ防湿シートやタオルなどを敷いておくと，口腔ケア時の寝具や病衣の汚染防止になります．

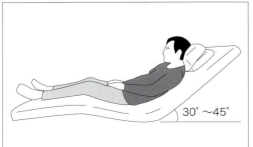

図4　体位の調整
ベッドは30～45°ギャッチアップし，頸部をやや前屈させる．

3）リラクセーション（図5）

口腔内にいきなり術者の指を入れると，患者さんに抵抗感や不快感を与えてしまうおそれがあります．患者さんの緊張を解くために，まず声をかけ，口腔から遠い肩や手や顔に触れ，徐々に顔に近づき，患者さんがリラックスしてから口腔内に触れるように心がけるとよいでしょう．

意識障害がある方であっても，口腔ケア実施時には声をかけ，使用する清掃用具を患者さんに見せて説明しながら行うことが，安全・安楽なケアにつながります．

4）口唇の保湿

口唇の亀裂や口角炎がみられないか確認した後，口唇にワセリンや保湿剤を塗布し，ケア時の口唇の亀裂を防ぎます．

5）口腔内観察・アセスメント（図6）

ペンライトなどの照明を利用して口腔内の観察をします（図1）．

6）視野の確保

術者の人差し指で，口唇や頰粘膜を優しく排除しながら清掃用具を挿入します．口腔ケア中に閉口してしまう場合は無理せず，休憩しながら行います．開口しない方，開口しづらい方の場合も無理に開けようとせず，口唇や頰側のブラッシング，粘膜ケアなどを行いましょう．

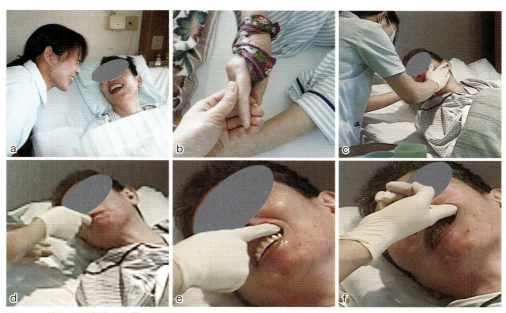

図5　口腔ケアを実施する前のリラクセーション
a：声をかける，b：手のマッサージ，c：頰のマッサージ．
d：口唇の保湿およびマッサージ．口腔内に指を入れる際には口角から入れる．
e：脱感作のための歯肉マッサージ，f：頰を膨らます．

第3章　経過別にみる 患者の特徴と基本的な口腔ケア

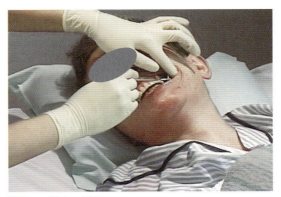

図6　口腔内の観察

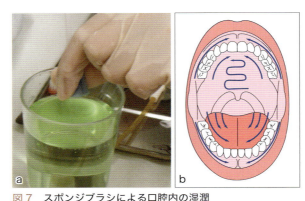

図7　スポンジブラシによる口腔内の湿潤
a：スポンジブラシを洗口液に浸して絞る．
b：スポンジブラシの動かし方．口腔内の奥から手前に向かって回転させながら動かす．

7）口腔内の湿潤（図7）

　洗口液に浸したスポンジブラシを絞り，スポンジブラシを奥から手前に向かって回転させながら口腔内全体を湿潤させ，大きな汚れを除去します．乾燥や汚染の状態によってスポンジブラシによる湿潤の回数は異なりますが，口腔内全体を1〜2回清拭するとよいでしょう．

　舌苔や剥離上皮などが固着している場合は，小豆大程度の保湿ジェルまたは約10〜30mLのリンスタイプの保湿剤をスポンジブラシで口腔粘膜にあらかじめ塗布しておくと，他部位をケアしている間に浮き上がり，除去しやすくなります．

8）ブラッシング（図8）

　残存歯があればブラッシングによるプラークコントロールが必要です．ブラッシングでは，まず術者の人差し指で頬粘膜を押し広げて視野を確保し，歯ブラシを薬液に浸し水分をきってから

1．急性期　2）口腔の観察ポイントと口腔ケアの流れ

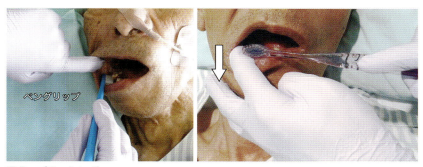

図8　ブラッシング
歯ブラシはペングリップで持ち，歯ブラシのみを挿入するのではなく，術者の指で頰粘膜を広げ，開口させながらブラッシングする．開口やブラッシングは呼吸と嚥下のタイミングを観察しながら行う．

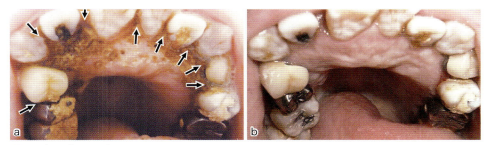

図9　歯間ブラシによるケア
a：歯間部（矢印）に歯間ブラシを挿入し，分泌物を除去する．b：清掃後．

ペングリップで持ち，毛先を使って適度な圧で小刻みに歯ブラシを動かします．歯肉に歯ブラシが強くあたらないように圧力に注意します．術者の人差し指で歯ブラシがあたっている場所を確認しながらブラッシングすると，みがいている部位を確認しながら行うことができます．洗浄が可能な患者さんであれば，少量の歯磨剤（小豆半分くらい）を使用すると，歯に付着した分泌物を除去しやすくなります．

9）補助清掃用具による清掃

　歯間部には，プラークのみならず乾燥した分泌物が固着していることがあるため，歯間ブラシを使用して清掃します（図9）．歯間ブラシは歯間の空隙の大きさに合ったものを選び，臼歯部は柄に角度がついたタイプを選ぶとみがきやすくなります．歯間ブラシは外側（口唇・頰側），内側（舌・口蓋側）の両方から通すと効果的ですが，開口障害があり舌・口蓋側からの挿入が困難な場合は，口唇・頰側から2～3回挿入しましょう．

　また，挿管チューブにより歯ブラシが挿入できない，咽頭反射がある，出血傾向がある，歯が孤立して残存している，歯が重なっているなど歯ブラシが届きにくい部位はポイントブラシを使用するとよいでしょう（図10）．

61

第3章 経過別にみる 患者の特徴と基本的な口腔ケア

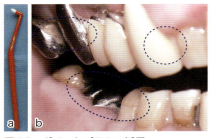
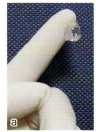
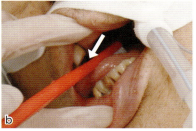

図10 ポイントブラシの活用
a：ポイントブラシ（プラウト®）
b：歯ブラシが当てにくい部位（円内）はポイントブラシで清掃する．

図11 舌苔の除去
a：小豆大の半分程度の保湿剤を舌に塗布する．
b：舌の奥から手前に向かって弱い力でブラッシングし，舌苔を除去する．

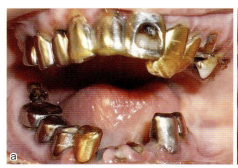
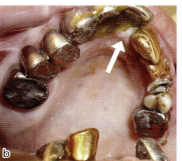

図12 汚れの取り残し
a：唇側・頬側の汚れは除去されている．
b：口蓋側の歯が重なっている部位に汚れの取り残しが確認できる（矢印）．

　歯ブラシ，歯間ブラシなどの口腔ケア用品が汚れたら，まずティッシュやペーパータオルなどで拭いてから，「すすぎ用コップ」で洗浄します．コップが汚れたら水を交換し，用具の汚れが激しい場合は水洗します．

 ADVICE 粘稠痰，カピカピ痰の軟化・除去には排唾管がおすすめ

　口腔内の吸引には，ネラトンチューブよりも排唾管のほうが，チューブ先端が粘膜に接しても吸引孔がふさがらないのでおすすめです．ブラッシングやスポンジブラシで刷掃しながら排唾管で吸引すると，付着物を除去し吸引できるので誤嚥の予防にもなります．

10）口腔内の清拭

　7）と同様の方法で，スポンジブラシで口腔内を清拭します．舌苔が除去できない場合は小豆大の半分程度の保湿剤を指やスポンジブラシで舌に塗布し，弱い力で舌苔の付着部位をブラッシングすると効果的です（図11）．

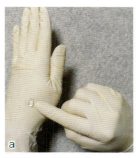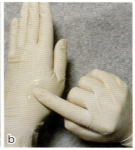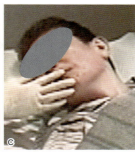

図13　口腔ケア後の保湿
a, b：小豆大の保湿剤を術者の手の甲でなじませる.
c：口腔粘膜・口唇に保湿剤を塗り広げる.

11）評価と確認，後処置

　ペンライトを使用し，人差し指で口唇，頬粘膜を押し広げながら，口腔内全体に汚れが残っていないかを確認します．汚れが残った状態（図12）でジェルタイプの保湿剤を厚く塗布すると，ジェルが硬化してケアが困難になります．

　口腔乾燥がある場合は，小豆大の保湿剤を術者の手の甲でなじませてから，指またはスポンジブラシで口腔粘膜全体に塗り広げます（図13）．最後に，口唇に白色ワセリンまたは保湿剤を塗布します．

　忙しい業務のなかでは，毎回のケアで図2のすべてを実施することが難しい場合もあると思います．患者さんの状態にもよりますが，時間や人員に余裕がない時には，口腔乾燥を防ぐための「⑦口腔内の湿潤」までで終え，余裕がある時間帯に念入りに口腔ケアを実施するなど，過剰な負担がかからないようケアに強弱をつけたり，工夫したりしましょう．

文献
1) 柿木保明：口腔乾燥の診断 評価と臨床対応―唾液分泌低下症候群として考える．歯界展望, 95（2）：321-332, 2000.
2) 岸本裕充：よくわかる！口腔ケア．pp.2-4, メヂカルフレンド社, 2007.
3) Andersson P, et al：Inter-rater reliability of an oral assessment guide for elderly patients residing in a rehabilitation ward. Special Care in Dentistry, 22（5）：181-186, 2002.

POINT

- 急性期では意識障害がみられる患者が少なくないため，術者による口腔ケアが主体となります

- 口腔ケアでは，口腔内がよく見えるように環境や体勢を整えましょう

- 救急処置に伴って歯の動揺や破折，充填物の脱離がみられたり，義歯に気づかず装着されたままになっていたりすることなどがあります．しっかり観察しましょう

- 術者に過剰な負担がかからないよう，ケアに強弱をつけたり工夫をしたりすることも大切です

2. 回復期・生活期
1）患者の特徴と口腔ケアの目的

　急性期同様，回復期・生活期においても口腔ケアは重要です．患者の全身状態を把握したうえで，患者のそのときどきの状態や変化に合わせて口腔ケアの目的や方法を多職種とともに検討していきましょう．

回復期リハビリテーション病棟および入院患者の特徴

　回復期リハビリテーション病棟（以下，回復期リハ病棟）は，脳血管疾患または大腿骨頸部骨折などの疾患で，急性期を脱してもまだ医学的・社会的・心理的なサポートが必要な患者さんに対して，多くの専門職種がチームを組んで集中的なリハビリテーションを実施し，心身ともに回復した状態で自宅や社会へ戻っていただくことを目的とした病棟です．
　入院患者は生命の危機を脱した後で，積極的機能回復と残存機能の拡大を図るADL改善・向上によって生活の再構築を目指しています．

口腔の状態

　脳損傷によって意識障害のある患者や呼吸管理を行っている患者では，経口摂取が禁止され，口呼吸や酸素吸入によって唾液の分泌が低下し，口腔内が乾燥しやすい状況にあります．また，口腔のトラブルとして感染症や歯痛による情動反応（不安，恐怖），自律神経反応（発汗，血圧の上昇，呼吸数の増加など），食欲低下，頭痛，肩こり，咀嚼障害，胃腸障害，構音障害などを引き起こすといわれています．
　特に高齢者では口腔粘膜が萎縮傾向にあり，唾液腺の脂肪変性により唾液の分泌が低下しています．このような患者は，口腔内の自浄作用の低下により細菌が繁殖しやすく，唾液を誤嚥すると誤嚥性肺炎の危険性が高くなります．また，口腔粘膜は亀裂や炎症を起こしやすく，口腔内の保清が保たれないとう蝕や歯周病を引き起こします．
　回復期リハ病棟入院直後の患者の口腔内を観察すると，急性期での治療中になおざりにされていた状況がうかがえる場合が多く，義歯は取り外されたままの状態で，口腔内は乾燥し，義歯を装着してもすでに合わなくなっていることがあります．また，発語は不明瞭で，食物をうまく咀嚼できないといった状況も散見されます．さらに，口腔機能の低下により食事中のむせや口腔内

表1　口腔ケア実施前の全身状態の観察のポイント

- 意識レベル
- バイタルサイン
- 呼吸状態
- 発声状態
- 酸素吸入の必要性（SpO$_2$チェック）
- 排痰の状況
- 四肢の皮膚色
- 食事の摂取状況（食事の内容）
- 栄養状態
- 吸引器使用の有無

SpO$_2$：経皮的動脈血酸素飽和度．

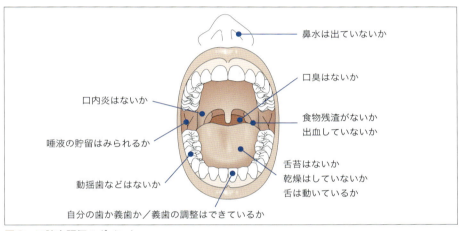

図1　口腔内評価のポイント

食物残渣が多くみられ，回復期では，口腔衛生のみならず口腔機能の改善を目的とした口腔ケアが必要となってきます．

口腔ケアの意義と目的

　筆者の施設（一般社団法人是真会 長崎リハビリテーション病院）では，口腔清掃だけではなく，口腔機能を回復させることも口腔ケアの目的ととらえ，専門的な視点からチームで口腔ケアを実践しています．

1）全身状態と口腔内の観察

　患者が入院されると，看護師はまず全身状態を観察します（表1）．口腔内の観察において重要なことは，口から安全に食べられる状態であるか否かです（図1）．評価のポイントは，口唇の乾燥，口腔内粘膜の色，潰瘍，腫瘤や炎症の有無，歯肉の色・腫脹・出血・退縮の有無，唾液

分泌の状況，歯の状況，義歯の有無と適合状態などです．

2）入院日合同評価

次に，入院当日に担当者が一堂に会して入院日合同評価を行います（図2）．看護師は事前に評価した口腔内の状況について他職種へ情報提供を行い，歯科衛生士や介護福祉士，言語聴覚士を中心に再度評価を行い，口腔ケアの方法を検討し，スタッフ全員が統一したケアを提供できるようにしています（図3）．

回復期・生活期看護における口腔ケアの意義や目的は患者さんの状態によって異なり，また同じ患者であっても，回復の過程に合わせて口腔ケアの目的は変わっていきます．そのため，私達医療者にはその時々の患者の状態を的確に評価し，状態に合わせた適切な目標設定と口腔ケアの実施が求められます．

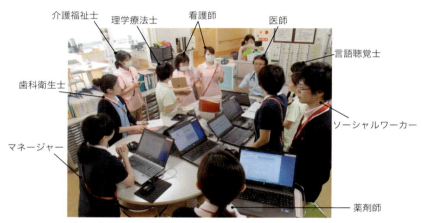

図2　入院日合同評価の様子

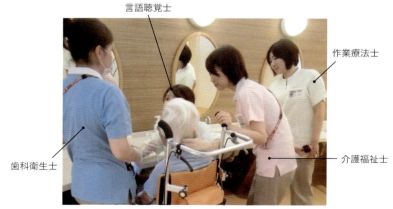

図3　多職種で口腔ケアの方法を検討している様子

表2 事例概要

Aさん：60歳代，男性，妻と2人暮らし
診断：脳梗塞
障害：四肢麻痺，高次脳機能障害，嚥下障害，構音障害
既往歴：高血圧，高脂血症，自己免疫性肝炎，膵炎
現病歴：自宅にて右上下肢の脱力，嚥下障害，嘔吐が出現し救急搬送．左橋，右中大脳動脈の脳梗塞と診断され，保存的加療後に当院へリハビリ目的で入院となった
入院時所見：意識レベルはJCS I-1，会話は理解しているが発話は不明瞭
　　　　　　麻痺のステージは右上下肢・手指はIII[*1]，左上下肢・手指はV[*2]
　　　　　　協調運動障害と注意障害あり
　　　　　　嚥下グレード3[*3]で，食事はチルトリクライニング車椅子にて
　　　　　　3食とも間歇的経口経管栄養（IOE法）

[*1]：上肢は座位で肩・肘の同時屈曲，同時伸展．手指は全指同時握り，鉤形握り，伸展は反射だけで随意的な手指伸展不能．下肢は座位，立位での股・膝・足の同時屈曲．
[*2]：上肢は肘を伸展させて上肢を横水平へ挙上，また前方頭上へ挙上，肘伸展．手指は対向つまみ，筒握り，球握り，随意的な手指伸展．下肢は立位で股伸展位またはそれに近い肢位，免荷した状態で膝屈曲分離運動，立位膝伸展位で足を少し前に踏み出して足関節背屈分離運動．
[*3]：重症．条件が整えば誤嚥は減り，摂食訓練が可能．

当院の事例から

脳梗塞で重度の嚥下障害を有する患者Aさんの事例を通して，口腔ケアの目的や実施内容の変化をみていきましょう．Aさんの概要は表2のとおりです．

ADL全般で中〜重介助の状態でしたが，チームの目標としては「入院期間を5カ月として，食事は3食経口摂取自立」としました．

食事と口腔ケアを中心に，入院中のAさんへのかかわりの変化を前・中・後期に分けて整理します．

1）前　期

　　目的：食べるための準備としての口腔ケア
　　実施内容：リスク管理，口腔ケア，間接嚥下訓練

入院時，Aさんの咳嗽反射は弱く，唾液嚥下も困難であり，頻回に吸引が必要でした．さらに口腔内は痰や舌苔が厚く付着しており，とても食物を食べられる環境ではありませんでした．そこで，前期は食べるための口をつくることが目的となります．

Aさんは誤嚥性肺炎のリスクが高く，入院初期に咳嗽による栄養剤の逆流が頻回に出現し，一度誤嚥性肺炎を併発しました．肺炎を予防するため，口腔ケアは歯科衛生士の提案で，軟らかく小さい歯ブラシに変更し，歯間ブラシを使用しながら柄付くるリーナブラシ（オーラルケア）で痰の除去を行いました．看護師，介護福祉士は毎食前後の1日6回の口腔ケアを徹底して行うことで口腔環境を整えていきました．

また，逆流を防ぐため，看護師がセラピスト・管理栄養士と相談し，リクライニング角度や訓練時間，栄養，休憩時間を調整しました．嚥下能力を高めるために，毎食前のアイスマッサージは必ず行い，軟口蓋を刺激しながら嚥下を促しました．
　3食のIOE法では，チューブを飲み込む練習も合わせて実施し，1日2回の嚥下体操を継続して行いました．結果，徐々に嚥下能力は向上し，誤嚥性肺炎のリスクは軽減しました．

2）中　期

目的：安全に食べるための口腔ケア
実施内容：直接嚥下訓練・食事

　中期では，嚥下能力が向上してきたこと，誤嚥性肺炎のリスクが軽減したことから直接嚥下訓練を開始することとなりました．入院1カ月目，1日1食の経口摂取ができることを目指して，まずVF（嚥下造影検査）にて嚥下機能を詳細に評価しました．検査の結果，舌の協調運動障害により食塊形成や送り込みが不十分であり，鼻咽頭部閉鎖不全，咽頭収縮の減弱を認め，嚥下や唾液の処理が行えていないことがわかりました．そのため，訓練時にはリクライニング角度は45°とし，水分はスプーン1杯のとろみを使用し，ゼリー摂取から開始しました．
　ゼリー摂取前には必ずアイスマッサージを行い，顔面マッサージ，口腔周囲筋のマッサージも追加することとしました．当初は，4〜5口摂取ごとに湿性咳嗽が生じたため1口量を少なくし，ゼリーと水分の交互嚥下を促していきました．しかし，言語聴覚士の訓練によりゼリー摂取は可能となったものの，舌の協調運動障害，注意障害が残存し耐久性が低く，目標の1食経口摂取の目標は達成できませんでした．そのため，2カ月目からは嚥下の耐久性向上，咽頭収縮力の改善を図るため，言語聴覚士の訓練に加えて看護師による直接嚥下訓練の時間を確保していくこととしました．さらに，立位・歩行での訓練を増やし，病棟生活においてもトイレでの排泄や余暇活動時間の設定を行い，活動の幅を広げることで，身体機能の改善を図りました．これらの取り組みにより，1食見守りにて嚥下食の自力摂取が可能となりました．
　3カ月目は，3食経口摂取の自立を目標に取り組みました．時折，感情失禁が出現し，嚥下しないまま次の1口を摂取するため，毎回の声かけを行うことで徐々に経口摂取することが可能となってきました．しかし，軟口蓋の挙上不全により開鼻声や発話明瞭度が低下している状態であったため，構音訓練が摂食嚥下機能の改善につながることに着目し，歯科医師と協力してPLP（軟口蓋挙上装置）を作製しました．装着してしばらくは，5分ほどで発赤が生じたため，適宜調整を行いながら構音訓練を継続しました．その結果，装着時は発話明瞭度が改善しましたが，嚥下困難のため実際の装着は10分程度に留まりました．しかし，PLPの作製により軟口蓋挙上時間は延長し，水分のみの摂取であればとろみが除去できるまでに嚥下機能は改善しました．この時期の口腔ケアとしては，入院時からのケアや嚥下体操を継続して行うとともに口腔周囲筋の強化を図りました．
　このような取り組みの結果，ゼリー食から軟菜食へと食事形態が向上しました．

3）後　期

> 目的：生活期における口腔ケアの継続
> 実施内容：口腔ケアの継続のための指導

　後期では，Aさんが自宅に帰ってからも安全に食べ続けることができるように支援することが重要なポイントとなります．退院前には在宅支援にかかわる生活期のスタッフへ入院中の口腔ケアや訓練内容，食事時の注意点の伝達を行うとともに，自主練習の継続を依頼しました．
　外来リハでは入院時からの継続として構音訓練を実施し，PLPの装着時間が延長し，構音・嚥下機能に改善がみられました．

　Aさんは入院当初から「早くご飯を食べたい」という意欲が強く，妻も病棟で実施しているケアや理学療法士，作業療法士，言語聴覚士の訓練場面を積極的に見学されるなど，介護に協力的で，担当者は早期から口腔ケアやアイスマッサージなどの指導を取り入れることが可能でした．
　Aさんが肺炎を繰り返さず食事摂取が可能となった，もっとも大きな要因は，Aさんの希望に添えるように，担当者がAさんの妻と協力しながら一緒にアプローチを実施したことにあるといえるでしょう．

最後に――「口のリハビリテーション」のすすめ

　「口から食べる」という行為には，まず大脳機能が関与し，摂食嚥下には口腔・咽頭・食道が関与しています．人が食べるためには，①意識が清明である，②呼吸がしっかりしている，③座位姿勢が保持できる，④味覚・嗅覚などの感覚が保たれている，⑤口腔衛生・機能が保たれているなどが前提条件となります．
　口のリハビリテーションは，医療スタッフによる身体管理や意識レベルの回復と，ADL向上に向けた取り組みから始まります．ADLの改善や患者の生活の質の向上において重要な「口から食べる」ためのアプローチを実施するうえで，歯科とのかかわりは不可欠です．
　口から安心して・安全に食べることを目指す医科と歯科の連携は，食べる機能の障害の状態を明らかにし，各専門職が役割分担してかかわりながら，急性期から回復期，そして生活期へと，リハサービスを切れ目なく提供していくことが重要であると考えます．

POINT

- 回復期・生活期では，口腔衛生のみならず，口腔機能の改善を目的とした口腔ケアが求められます
- 口腔ケアの意義や目的は患者の状態や回復の過程によって変わっていくため，患者の状態を的確に評価し，状態に合わせた口腔ケアを実施することが重要です

2. 回復期・生活期
2）口腔の観察ポイントと口腔ケアの流れ

　回復期・生活期は，急性期を脱した患者が身体機能の回復を図る時期であるため，身体や生活機能・能力に障害がみられる場合も多く，損傷部位によっては，摂食嚥下障害，麻痺や失調，感覚障害，高次脳機能障害などが ADL や QOL にも影響を及ぼします．
　回復期・生活期の口腔ケアでは，口腔は呼吸器系・消化器系の入り口であり，生命維持に欠かせない重要な器官であることを再認識し，歯科疾患予防のための清掃（歯みがき）だけではなく，障害があっても本来の口腔の機能を改善させ，生活できるような支援や技術提供が必要です．

口腔内の観察方法と観察ポイント

　急性期・回復期・生活期問わず，口腔ケアは図1のような流れで進めます．
　口腔の観察時は全身状態の観察と同様にリラクセーションも兼ねて視診・触診を行い，感覚麻痺や運動麻痺，過敏の有無なども診査することが必要です．おもな観察部位は，以下のとおりです．

1）顔貌の観察

　健常者でも顔は左右非対称ですが，特に，脳神経疾患などで片側の麻痺があると，非対称が顕著になります．顔貌に非対称がみられた時は，口腔内にも麻痺がある可能性があります．口の中をみる前に，安静時や会話・食事などの際に顔貌を観察し非対称性をチェックし，口腔内の麻痺の状態を予測しておくことが重要です．

2）開口しなくても観察できる部位の観察

　開口できない方であっても，観察できるポイントは多くあります（図2）.
　（1）口唇・頬・口腔前庭：口唇閉鎖，鼻呼吸，流涎の有無をチェックします．食物を取り込む時や咀嚼・嚥下の時には口唇閉鎖とともに呼吸状態も重要です．頬（口唇）は，指で厚みや伸びを確認することで緊張や麻痺の有無をチェックします．咀嚼時は臼歯の上に食物を保持しますが，咀嚼・嚥下機能が低下している場合は口腔前庭（口唇や頬と歯肉の間，つまり口唇や頬の裏側）に食物が落下し貯留したり，口唇からのこぼれが起こったります．頬が硬すぎても軟らかすぎても機能しないため，ほどよい緊張を引き出す必要があります．
　口腔前庭はよく食渣が溜まるところで，特に麻痺がある場合は溜まることが多いので，指で口

2. 回復期・生活期　2）口腔の観察ポイントと口腔ケアの流れ

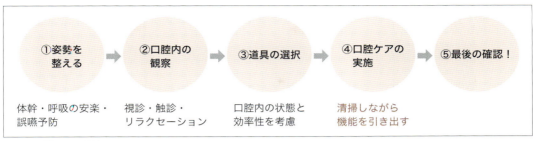

図1　口腔ケアの流れ

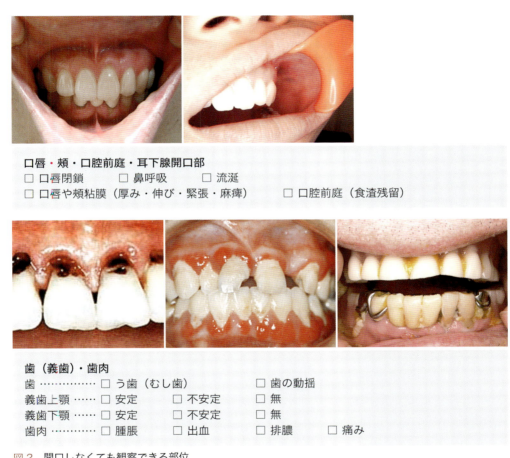

図2　開口しなくても観察できる部位

唇や頬を広げてよく観察してください．その際には口角を引っぱらないようにしてください．口腔前庭には小帯という粘膜のヒダがあります．ケアの際に傷つけないよう注意しましょう．

　(2) 歯・歯肉：口唇・頬を指で広げると，歯・歯肉や耳下腺開口部などが確認できます．う歯や歯周病がないかチェックしましょう．

・う歯（むし歯）……歯の色の変化，穴が開く（崩壊），自覚症状（しみる・痛い）など

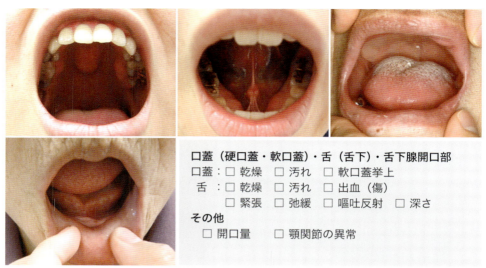

図3　開口すると観察できる部位

・歯周病……歯石沈着，歯肉発赤・腫脹・排膿，歯の動揺，痛みなど

　（3）義歯：義歯の場合，適合の評価が必要です．適合が悪い義歯は，口腔内の傷や発音・咀嚼・嚥下障害の原因になることがあります．異常が疑われる場合にはできるだけ早期に歯科に相談し治療を依頼しましょう．

　急性期では義歯を外されることが多いですが，その後も長期間外したままでいると，歯肉や上下顎骨の吸収・口腔周囲筋の廃用が進み，適合が悪くなるので注意が必要です．

　総義歯の簡易的な適合評価として，開口や会話・食事などの際に上顎義歯の落下や下顎義歯のズレなどを観察します．義歯が落下しやすい場合，外れやすい場合には義歯の適合不良が疑われますが，口腔乾燥により外れやすくなっていることもあるため，そのような場合には口腔内を保湿してから再評価します．

　ただ，義歯自体の適合性は良くても，もともと患者に義歯使用の習慣がないケースや，入院・療養中に義歯の使用が困難となるケース，義歯が嚥下を阻害しているケースなどもあるため，義歯の装着や使用に関して気になる点があれば，一度歯科に相談しましょう．

3）口腔内の観察部位（開口できる方の場合）

　開口できる方の場合は，口腔内を観察しましょう（図3）．口蓋（硬口蓋・軟口蓋）と舌の視診，触診などを行います．口腔内観察時には患者の過緊張によるくいしばりや咬反射に注意しましょう．

　（1）口蓋：義歯装着や流暢な発音に欠かせないのが唾液腺です．口蓋にも唾液腺があり，粘性唾液の分泌がみられます．口腔内の表面が一層唾液で覆われて湿っているのが正常です．

　口腔内を観察すると，口蓋の正中に骨隆起（骨が局所的に過剰発育をすることで生じる非腫瘍性の膨隆）があり，驚くことがあります．骨隆起自体は病的なものではありませんが，表面粘膜に潰瘍があったり，触ってみて弾力があったりする場合は，骨隆起以外の可能性があるため医師

表 姿勢を保持するためのポイント

- 背部の圧を抜く
- 呼吸が楽な姿勢をとる
- 頸部はやや前屈させる
- 意識・嚥下状態不良の場合は側臥位（麻痺側を上）にする
- 股関節・膝は90°にする
- 足の裏はしっかり床につける

に相談してください．

　上顎前歯の裏側から奥に指を滑らせていくと，軟らかいところ（軟口蓋）があり，「ア」と発音すると挙上されます．挙上が良くない（動かない）と鼻咽腔閉鎖不全になり，発音や嚥下が障害されることがあります．軟口蓋の動きが悪いと，痰や細菌の付着で汚染されやすくなるため，口腔ケアの時にも注意が必要です．

　(2) 舌：舌は，咀嚼・嚥下・発音すべてにかかわり，味覚を感じる大変重要な器官です．舌の動きが悪いと咀嚼や食塊の形成が困難になり，口腔内の食渣などの残留も増加します．また，口腔だけでなく咽頭も障害されるので，喉頭挙上が悪くなり，誤嚥や咽頭残留の原因になります．

　舌の視診では，舌の色調，舌への付着物の有無や形態などを観察します．指示を理解して動作ができる方には，舌の突出や上下左右の運動を指示して，運動が遂行できるかどうかを観察してください．舌の動きが悪い場合は，麻痺や廃用症候群を疑います．片側の麻痺では非麻痺側への運動が困難になります．

　舌の触診では，舌に軽く触れて感覚の有無を評価してください．舌を指で押さえてみて，硬さ，弾力性から弛緩や過緊張の有無を評価します．その際，舌下腺開口部からの唾液分泌の状態も評価できます．

口腔ケアの方法

　口腔ケアは，先述したように図1のような流れで進めます．それぞれの手順におけるポイントは以下のとおりです．

1）姿勢を整える

　洗面台前などでの座位のケアでは，頸部はやや前屈（顎の下に4横指が入るくらい）にします．前屈しすぎると呼吸や開口がしにくくなります．姿勢を保持するためのポイントは表のとおりです．

第3章　経過別にみる 患者の特徴と基本的な口腔ケア

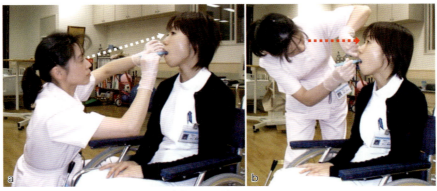

図4　頸部が安定している患者への座位での口腔ケア
a：腰痛予防のためにも介助者に負担がかからない姿勢が望ましい．
b：介助者の目線を患者の目線に合わせるよう心がける．

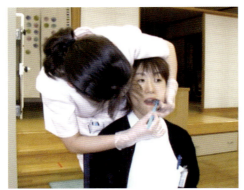

図5　頸部が不安定な患者への座位での口腔ケア
後方から患者の頭部を包み込むようにして保持する．

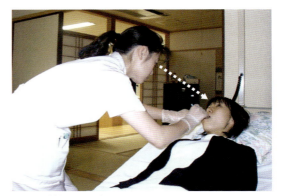

図6　臥位での口腔ケア
患者と介助者の位置関係は図4-aと同様である．

　頸部が安定している患者では，介助者は図4のような姿勢でケアを行うとよいでしょう．体幹が前方に崩れる場合はテーブルを設置するなど工夫します．患者の肩が上がったり，脇に力が入ったりする場合は，タオルをロール状にして脇に挟んだり手に把持させたりするとリラックスできます．肩や脇の過緊張は頸部へも影響しやすく，開口の妨げにもなるため，口腔ケア前にリラックスできるよう姿勢を整えることは大変重要です．

　頸部が不安定でスタンダード車椅子乗車の患者の場合には，患者の頭部を介助者の腕全体で包みこむように保持するとよいでしょう（図5）．ただし，この姿勢は介助者に負担がかかります．セミファウラー位やベッド上の患者の口腔ケアでも同様に設定しますが（図6），意識状態や嚥下状態の悪い患者では，側臥位（麻痺側を上）にするほうが安全です．

　座位・臥位どちらの場合も，不適切な姿勢では筋肉の過緊張や拘縮を助長させてしまいます（図7）．口腔ケアは座位で行うことが望ましいといわれますが，座位であっても姿勢が不適切であればかえって危険です．図7-a，cのような歪んだ姿勢では頸部の筋緊張などを生じ，内臓も圧

2．回復期・生活期　2）口腔の観察ポイントと口腔ケアの流れ

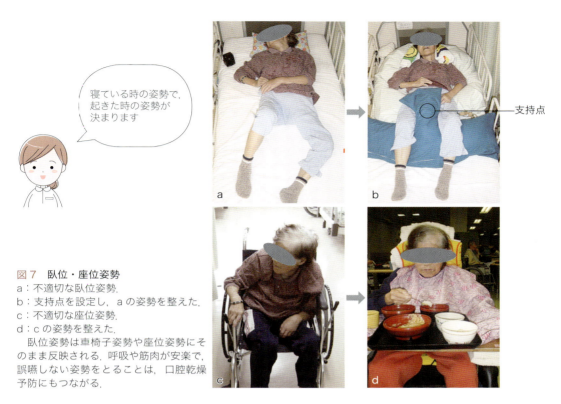

寝ている時の姿勢で，起きた時の姿勢が決まります

図7　臥位・座位姿勢
a：不適切な臥位姿勢．
b：支持点を設定し，aの姿勢を整えた．
c：不適切な座位姿勢．
d：cの姿勢を整えた．
　臥位姿勢は車椅子姿勢や座位姿勢にそのまま反映される．呼吸や筋肉が安楽で，誤嚥しない姿勢をとることは，口腔乾燥予防にもつながる．

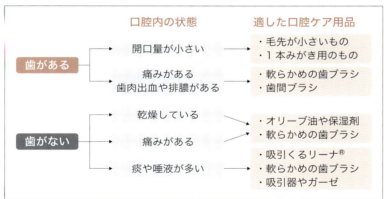

図8　口腔ケア用品の選び方

迫され，胃内容物の逆流のおそれもあります．呼吸すら安楽に行えない状態では口を開けるどころではありません．

2）口腔内を観察する
　前項で解説したとおり，リラクセーションも兼ねた視診・触診を行います．

3）口腔ケア用品を選択する（図8）
　病院・施設で口腔ケアを進める際には，介助者が変わっても効果的に実施できるよう，口腔ケ

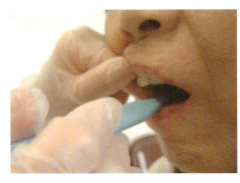

図9 口腔ケアの実施
歯みがきと食事時の呼吸状態は似ており,口の中に物が入る時は吸気となる.また,自分でみがく時と介助みがきとでは開口量や開閉のタイミングが異なるので,操作しやすい小さい歯ブラシを使用するなどして,快適な介助みがきを心がけてほしい.

ア用品を統一するとよいでしょう.また,口腔ケアをリハビリテーションにつなげるためには,口腔の状態に合わせた道具の選択が重要なポイントとなります(図8).

4)口腔ケアを実施する

開口したまま口腔内に水を溜める行為は,鼻呼吸ができ,かつ軟口蓋を挙上して奥舌で口腔内に貯留した水を保持できてはじめてできることです.患者の呼吸や嚥下,口の開閉のタイミングに合わせてケアを行わないと,患者がむせたり,呼吸ができなくなったりしてしまいます(図9).特に,意識の状態が悪い方や,認知がしっかりしていない方の場合は,口腔にものが入る時の姿勢や呼吸・嚥下の関係は重要です.

私達は日常生活において,「起きる」「座る」「立つ」「歩く」といった動作をしながら過ごしています.食事は食卓で,歯みがきは洗面所で,排泄はトイレで,というように目的に合った場所へ移動してさまざまな行為を行っています.しかし,自力では動けない方やベッド臥床時間が長い方は,不適切な臥位姿勢を長く続けていると,起き上がった時や座位になった時にもその姿勢がそのまま反映されます(図7).皆さんも,寝相が悪くて寝違えてしまったり,頭に腕を敷いて寝てしまったために腕が痺れたという経験はないでしょうか.

臥位姿勢を正しくすることが起床後の姿勢を正しくし,その後のケアをスムーズに進めることにつながります.また,洗面台の前で鏡を見る,水に触れるといった行為は認知面や感覚の向上にもつながり,口腔ケアに伴う動作全体がリハビリテーションとしても有意義です.

POINT

- 口腔の観察時は,全身状態の観察と同様にリラクセーションも兼ねて,顔貌,口唇,頬,口腔前庭,歯・歯肉,義歯,口蓋,舌の視診・触診を行いましょう

- 口腔ケア前には,患者がリラックスでき,安全にケアが行えるよう姿勢を整えます

- 患者の呼吸や嚥下,口の開閉のタイミングに合わせてケアを行いましょう

- 臥位姿勢を正しくすることが起床後の姿勢を正しくし,その後のケアをスムーズに進めることにつながります

第4章

状態別 口腔ケアテクニック

第4章　状態別 口腔ケアテクニック

1．口腔乾燥がみられる患者への対応

　通常，私たちの口腔内は唾液で湿潤しています．口腔が湿潤しているおかげで，口腔内の粘膜保護による傷の予防や改善，円滑な経口摂取（咀嚼）が行えます．また，味覚を感じて食欲が増進し，器質面・機能面・精神面に不具合を生じることなく生活できます．
　しかし，さまざまな原因によって口腔が乾燥すると，このような唾液の作用が不十分となります．本項目では，急性期～回復期・生活期の患者の口腔乾燥の原因とその予防対策について解説します．

口腔ケアのポイント

　口腔の乾燥度の客観的評価法として，歯科用ミラーと粘膜との摩擦で口腔内の乾燥度を判定するROAG（p.56）が有用です．口腔乾燥がみられたら，プラーク，舌苔，剥離上皮の堆積状況，カンジダの有無，過敏や痛みの有無を確認し，患者に合わせて口腔ケアの実施回数や保湿剤を検討します．
　口腔乾燥には以下のようにさまざまな原因が考えられるため，口腔乾燥が疑われたら，口腔内だけでなく全身をみて，脱水の有無，内服薬，食欲，栄養状態，味覚，口腔機能などを確認し，原因に合わせて対応しましょう（図1）．

1）唾液分泌が少ない患者の場合
　手術直後や意識障害，気管内挿管中であることなどにより経口摂取ができない場合に唾液分泌が低下します．また，疾患や一部の抗不整脈薬，気管支拡張薬，胃液分泌抑制薬，抗うつ薬，抗精神薬など，抗コリン作用を有する薬剤の使用，さらに，種々のストレスや感覚的・知覚的刺激の減少も唾液分泌量の低下につながります．
　急性期の患者さんで高度な口腔乾燥がみられる時は，ケアの合間，喀痰吸引時などにスポンジブラシ，綿球などで口腔内を湿潤させ，保湿剤を塗布するとよいでしょう（表）．
　回復期・生活期においては，日常的に起床後の洗顔や清拭後に顔面をマッサージするように動かすと，耳下腺や舌下腺開口部が刺激され，唾液分泌が促進されます（ホットタオルを使用すると，気持ちよさそうに口をモグモグさせる方をよく見ます）．ひげ剃り機の振動を利用して唾液腺を刺激することもできます．もちろん歯みがき時の唾液腺の刺激も有効です（後述）．

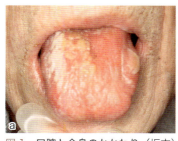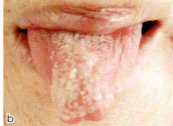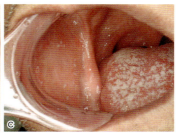

図1 口腔と全身のかかわり（坂本）
口腔内の変化は全身状態と密接にかかわっており，口腔内所見が一見似ているように見えても，その状態を引き起こしている原因はさまざまである．
a：発熱や脱水，開口状態の姿勢により口腔乾燥が生じている．
b：パーキンソン病により舌筋が萎縮している．パーキンソン病は進行性の疾患であるため，舌機能低下による食べこぼし（低栄養）が予想される．
c：カンジダ症．全身の免疫や抵抗力の低下が考えられ，カンジダ症による痛み，食欲低下などが予想される．

表　おもな保湿剤の種類と特徴（塚本）

種類		特徴・使用法
処方薬剤	ワセリン（保湿剤）	口唇の乾燥や口角炎に少量を綿棒または指で塗布する
	アズノール軟膏（炎症性皮膚疾患治療剤）	口唇の乾燥や口角炎に少量を綿棒または指で塗布する．口腔粘膜の保護・保湿にも使用できる
	サリベート（人工唾液）	通常1回に1～2秒間，口腔内に1日4～5回噴霧
市販保湿剤	ジェルタイプ	重度の口腔乾燥，嚥下障害，舌苔除去などに使用できる 指やスポンジブラシで口腔粘膜に塗り広げる
	スプレータイプ	嚥下障害がなく，頻回に保湿が必要な場合に有用 携帯が可能
	リキッドタイプ	洗口に使用 うがいができない場合は，スポンジブラシをリキッドタイプの保湿剤に浸して口腔内を刷掃すると固着物を除去しやすい
食品（市販の加熱処理されていないゴマ油，オリーブオイル，サラダオイルなど）		指やスポンジブラシで口腔粘膜に塗り広げる
保湿ケア製品（加湿器・マスク）		常時開口状態や口呼吸による口腔乾燥に有用

2）脱水状態にある患者の場合

　脱水の原因としては，発熱，内分泌異常，下垂体や視床下部の術後に起こる尿崩症，また，脳圧亢進，脳浮腫，心不全などの患者に投与する利尿剤などの副作用も考えられます．脱水が疑われる場合は，摂取された水分と体外に排出された水分のバランスが適切か，確認することが大切です．
　脱水による口腔乾燥であれば，水分（飲水）補給によって改善がみられますが，経口摂取ができない患者では保湿剤による外からの保湿を頻回に行います．保湿剤は患者の口腔内環境や自立度，価格などを考慮して適したものを選びます．

第4章 状態別 口腔ケアテクニック

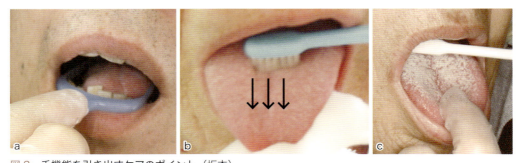

図2 舌機能を引き出すケアのポイント(坂本)
a:舌苔の除去により刺激唾液の分泌を促す.b:舌を引き出して舌みがきを行う.b:舌が逃げる場合は,舌背に軽く指を置くと保持できる.

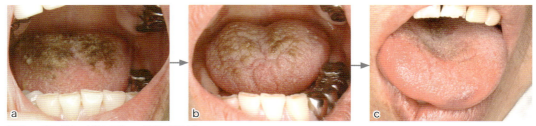

図3 舌みがき(舌ケア)の効果(坂本)
a:舌ケア前,b:舌ケア5日後,c:舌ケア14日後.
舌ケアにより舌苔が除去され,口腔乾燥も軽減された.

3) 不適切な姿勢(頸部後屈など)や口呼吸によって開口状態が続いている患者の場合

可能であれば,ベッド臥床時の姿勢を側臥位にするなどしてやや前屈にし,口唇閉鎖しやすい姿勢をとるようにします.鼻が詰まっているために口呼吸となり開口状態が続いている患者では,鼻腔のケアが有効です.

4) 意識障害による開口状態や口腔機能低下(廃用)がみられる患者の場合

経口挿管チューブの挿入や麻痺,廃用性症候群により,常時開口状態が持続すると口腔乾燥が助長されます.このような場合には,保湿剤による湿潤,刺激唾液の分泌によって口腔内を湿潤させます.本来,唾液腺内は気管内と同様に無菌で,特に刺激唾液のpHは中性であるため,唾液の分泌は口腔洗浄の観点からも効果的です.耳下腺・舌下腺ともに,歯みがき・舌みがき時の歯ブラシの接触や舌の動きによって刺激され,唾液が分泌します.また,舌は筋肉であるため,特に回復期・生活期の口腔ケアにおける舌みがきは,清掃だけではなく機能を引き出す"舌の筋トレ"を兼ねて行いましょう(図2,3).歯ブラシの挿入が困難な場合は清掃を優先し,可能な範囲で唾液分泌を意識してケアを行います.

また,常時開口状態や口呼吸による口腔乾燥にはマスクの装着も有用ですが,装着に際しては主治医に相談し,呼吸状態を確認して判断します.

1．口腔乾燥がみられる患者への対応

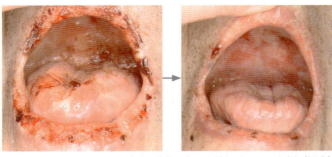

図4　口腔ケアをしても，出血・乾燥・痛みを繰り返していた例（坂本）
清掃より湿潤に時間をかけてケアを行ったところ，改善がみられた（右）．

> **ADVICE　保湿剤を活用しよう**
>
> 　現在，さまざまな保湿剤が販売されています．保湿剤を使用すると口腔ケアを効率的に行うことができ，高い保湿効果が維持されるため，ぜひケアに取り入れていただきたいアイテムです（表）．
> 　経済的な負担等から，患者さんやご家族に保湿剤の購入をお願いするのが困難な場合は，微温湯または緑茶に浸したスポンジブラシで頻繁に保湿しマスクをするなど，ご家族の協力も得ながら対応しています．
> 　　　　　　　　　　　　　　　　　　　　　　　　　　　　　　　　　　　　　　（塚本）

こんな時はどうする？

1）口腔ケアをしても，出血・乾燥・痛みを繰り返す患者の場合

　図4のように，口腔ケアをしても出血や乾燥，痛みを繰り返す例では，口腔清掃よりも湿潤と保湿対策を優先しましょう．湿潤するまで十分に待つことで，新たな傷や出血を防ぐことができます．湿潤を待っている間に検温や血圧測定といった他の業務を行うなど段取りを工夫すれば，効率的かつ効果的なケアが可能となります．

2）義歯を使用している患者の場合

　義歯をいったん外し，水で湿らせるだけでも口腔保湿効果があります．また，口腔乾燥が続いていた患者では，粘膜が萎縮したり義歯の吸着が不安定になったりすることがあります．このような状態で義歯を使用すると，かえって口腔機能を阻害してしまいます．特に，急性期で一旦外されていた義歯を再装着する際には，口腔内の状態を評価し，再装着が可能かどうかを見極める必要があります．

第4章 状態別 口腔ケアテクニック

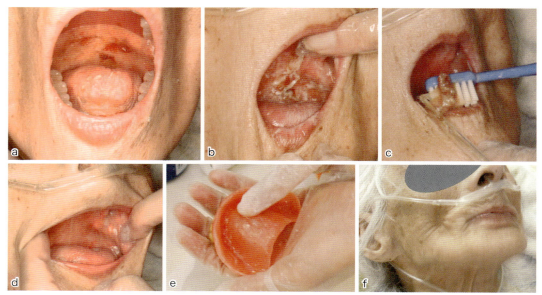

図5 終末期の患者への口腔ケア（坂本）
a：口腔ケア前．常時開口状態であり，口腔乾燥と痰の付着がみられ，舌根も沈下していた．
b，c：口腔内にオリーブ油を塗布し，オリーブ油が白くなったら付着物を奥から除去する．咽頭，頬，舌はくるリーナブラシ®（オーラルケア）を使用した．
d：口腔ケア後．ケア後には保湿のためオリーブ油や保湿ジェルを薄く伸ばして少量塗布した．
e：義歯のおもてと裏にも保湿ジェルを薄く塗布しておくと保湿効果が高まる．
f：口腔ケア後の顔貌．表情が穏やかになり，閉口することができた．

3）終末期の患者の場合

図5のように，活動量が低下しベッド臥床が長期化している終末期の患者では，顎が脱臼していると思われるくらいに常時開口していることも少なくありません．図5の例では，口腔内を十分に湿潤させてケアを進めたところ，表情が穏やかになり口唇閉鎖することができました．ほっとする，気持ちのよいケアは終末期においても大切です．

POINT

- 口腔乾燥にはさまざまな原因が考えられるため，口腔内だけでなく全身をみて，脱水の有無，内服薬，食欲，口腔機能などを確認し，原因に合わせて対応しましょう
- 日頃から水分補給や唾液腺への刺激，保湿剤の使用によって口腔内の湿潤，唾液分泌の促進を図りましょう

2. 口が開きにくい，開口障害がある患者への対応

　口が開きにくい方，あるいは開口障害がある方への口腔ケアに難渋した経験はありませんか？「口が開きにくい」と言っても，意識障害があり自力で開口ができない場合，長期に寝たきり状態となり，適切なリハビリテーションも行われずに廃用性症候群が進行し顎関節の拘縮があり開口ができない場合，認知症や過敏のため開口を拒否している場合など，原因はさまざまです．
　本項では，開口を促すための工夫や，開口障害に伴う問題への対処法について解説します．

開口を促すためのリラクセーション・マッサージ

　開口障害の原因はさまざまであるため，原因を考慮し，患者の負担にならないような手技や器具を選択することが大切です．たとえば，頸部をゆっくりと後屈させると開口しやすくなる場合がありますが，パーキンソン病や頸部後屈が困難な患者では注意が必要です．
　口唇に力が入っていて固く閉じているような場合は筋緊張が高くなっていると考えられるため，リラクセーションやマッサージが有効です．

1）患者に触れる前には必ず声をかける
　意識障害のある方や終始閉眼している方であっても，患者さんに触れる前には必ず声をかけ，何を行うかを伝え，どのような物を使用するか示しながらケアを進めます．

2）口から遠い部位から始める
　口は敏感なところなので，マッサージを行う際は，まず口から遠い肩や頸部から始め，緊張がほぐれたところで頬や口の周囲に触れるとよいでしょう（図1）．

3）筋緊張が緩和したことを確認して口腔内へアプローチする
　口唇にワセリンや保湿剤を適宜塗布し，口唇の力が抜けた瞬間に口角から指を入れて脱感作を行います（図2）．口唇を固く閉じていた方でも，指で口唇を横に軽くこするように往復させると緊張が緩み，指が入りやすくなることがあります．また，口腔内に指を挿入した後，頬粘膜を上から下へと大きくゆっくりマッサージするだけで開口しやすくなる場合があります．
　指の挿入や歯みがきの際は，胸郭の動きから呼吸を観察し，患者の口腔の動きや嚥下，呼吸に合わせてアプローチするよう心がけましょう．操作のタイミングを考慮すると患者も楽に呼吸・嚥下ができ，肩や頸部の筋緊張も和らぎ，開口しやすくなります．

第4章 状態別 口腔ケアテクニック

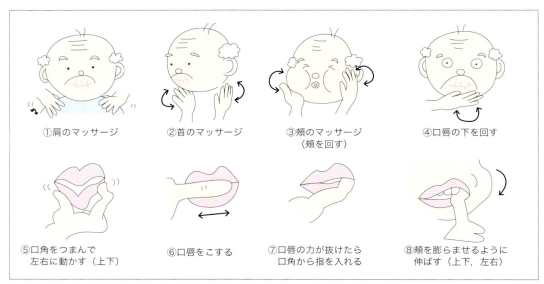

図1 筆者施設（塚本／藤枝市立総合病院）で実践している筋緊張を緩和するためのリラクセーション・マッサージ

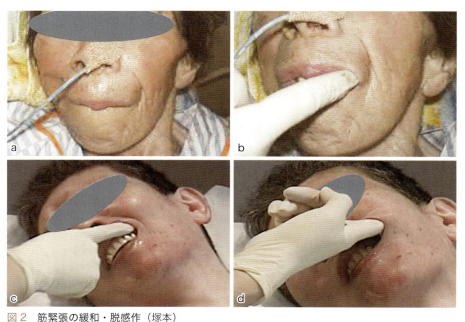

図2 筋緊張の緩和・脱感作（塚本）
a：口唇に力が入り，固く閉じている．b：リラクセーション後，口唇を保湿し口角から指を入れる．c：前歯部から臼歯部に向かって，指で歯肉をマッサージする（脱感作）．d：指を回転させながら頬を膨らませたり伸ばしたりする．

2. 口が開きにくい，開口障害がある患者への対応

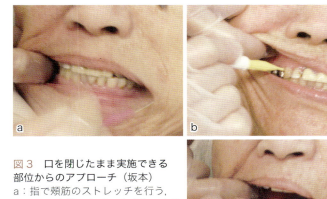
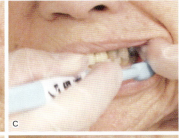
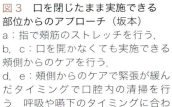
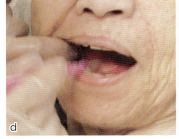
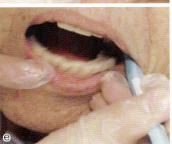

図3 口を閉じたまま実施できる部位からのアプローチ（坂本）
a：指で頬筋のストレッチを行う．
b，c：口を開かなくても実施できる頬側からのケアを行う．
d，e：頬側からのケアで緊張が緩んだタイミングで口腔内の清掃を行う．呼吸や嚥下のタイミングに合わせて行うよう心がける．

 ADVICE 緊張の緩和にはホットタオルも有効！

　マッサージする部位にホットタオルをあてて行うと気持ちが良く，筋肉がほぐれやすくなります．さらに唾液分泌も促進されて口腔内も湿潤し，口腔乾燥のある方でも保湿剤が不要になることがあるほどです．発汗や発熱時などは逆に冷たいタオルを使用すると良いでしょう．（坂本）

開口が困難な場合

　先述のようなリラクセーションやマッサージで変化がみられなくても，頬側をみがくと（特に下顎），下顎が緩み口腔ケアを実施できる場合があります．しかし，それでも開口が困難な場合は，口を大きく開けなくても実施できる口腔ケアの方法を工夫したり，介助者の指で開口を促します．

1）口を大きく開けなくても実施できる口腔ケアを行う

　（1）**口を大きく開けなくてもケアができる部位から行う**：開口が困難な場合は指で頬筋のリラクセーションやマッサージを行った後，口を大きく開けなくてもアプローチできる頬側からアプローチし，緊張が緩んできたら舌側の清掃を行います（図3）．

　また，顎骨骨折や顎矯正手術，顎骨再建手術などで顎間固定が必要な患者も，固定中は舌口蓋側のケアができません．口唇，頬側のブラッシング，歯間ブラシによる清掃，含嗽など可能な範囲でケアを行います．

　（2）**歯の欠損部からブラシを挿入する**：強いくいしばりや顎関節の拘縮により開口が困難な場合，もし歯の欠損部位があれば，欠損部位からポイントブラシやスポンジブラシを挿入するこ

85

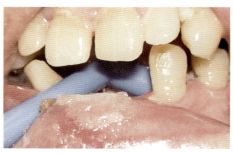 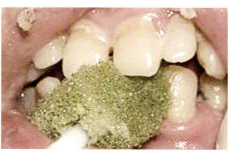

図4 歯の欠損部からのブラシの挿入（塚本）
長期間寝たきりで意識障害がある患者．顎関節の拘縮があるため開口ができない．不随意運動があり，歯が自然脱落したため，下顎前歯の欠損部よりポイントブラシ，スポンジブラシを挿入して清掃を行った．

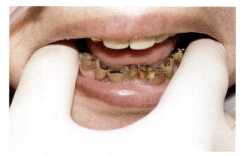 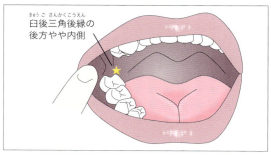

図5 下顎の押し下げ（坂本）
頬粘膜側に人差し指と親指を入れて下顎を押し下げている．人差し指のみで押し下げることもできる．

図6 K-point 刺激（塚本）
臼後三角後縁のやや後方（上下の歯を噛み合わせた時の頂点）の内側に位置する K-point を軽く圧迫刺激すると開口が促されるとされ[1]，麻痺の強い側のほうが高率に開口が促されるといわれる．

とで口腔ケアが実施できることがあります（図4）．患者がスポンジブラシや歯ブラシを噛んでしまう場合は開口補助器具（後述）やくるリーナ®（オーラルケア）を使用するとよいでしょう．

2）下顎を押し下げる

意識障害などで自力での開口が困難な場合は，リラクセーション後に下顎の歯列に沿わせるように介助者の指を入れ，指を歯列に平行に当てるようにして下顎を押し下げます（図5）．その際には，指先だけに圧をかけるのではなく，指全体に軽い圧をかけて押し下げます．

3）K-point 刺激[1]

偽性球麻痺＊（嚥下誘発困難），開口障害（偽性球麻痺による）などがみられる患者に対し，K-point を軽く圧迫刺激すると開口が促されるとされています（図6）．

＊**偽性球麻痺**：大脳から延髄に至るおもに皮質延髄路が両側性に損傷されることで起こる．偽性球麻痺は延髄の障害による球麻痺に症状が似ているが，延髄（核性）への上位ニューロン（核上性）障害によって生ずる嚥下障害や構音障害である[1]．

2．口が開きにくい，開口障害がある患者への対応

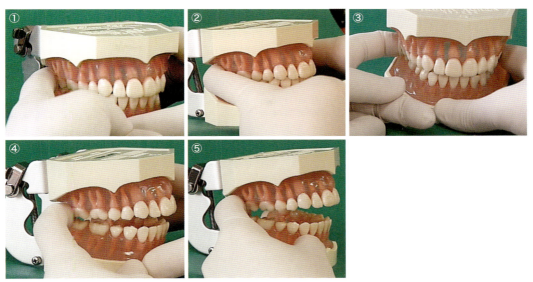

図7　筆者（坂本）が実践している介助者の指を使った開口
①人差し指の腹を上の歯に沿わせ，一番奥の歯まで入れる．
②人差し指が奥まで届いたら，上下歯肉の隙間に対して指を垂直方向にいも虫が這うように少しずつ入れる．
③人差し指の腹が口の入り口方向を向くようにする．
④人差し指の第一関節を上下の歯の隙間に入れるよう，患者の呼気時に少しずつ動かす．患者がくいしばったり力が入ったりしたら，呼吸が不安定になり筋緊張も強まるので，指を動かさずに時間をかけて待つ．
⑤下唇を親指で押し下げ，視野を確保する．

4）介助者の指で開口する

　開口補助器具は極力使用せず，無理のない範囲で介助者の指を使って開口を促していきます（図7）．

開口保持の方法

　開口ができても，口腔ケアを実施するためには開口状態を一定時間保持する必要があります．開口保持は基本的に介助者の指で行いますが，指では開口保持が困難であるなど，やむをえない場合には開口補助器具を使用します．

1）介助者の指での開口保持

　指で行う利点として，指が奥舌に触れているために嚥下のタイミングを感知しやすく，患者にとって快適なケアを行えること，短時間であっても顎の開閉練習を兼ねて指で清掃ができることなどがあげられます．開口器（開口補助器具）を使用すると唾液嚥下のタイミングが取りにくくなり，取り外しにも時間がかかります．

　指で開口を保持しながら歯みがきを行う際，舌側は頰側より操作時間を短めにして始めると，患者の呼吸状態が整いやすくなります．

ADVICE 開口の幅が狭い時の歯ブラシ挿入のポイント

　大きく開口できなくても，介助者の指が入る程度の隙間があれば，たいていの歯ブラシは挿入・操作できます．歯ブラシの柄が前歯の間にくるように挿入すると，ブラシが奥歯の面にピタッとあたります（図8）．また，下唇を指で押し下げると歯ブラシを操作しやすくなります（図9）．

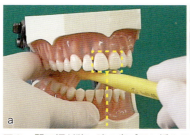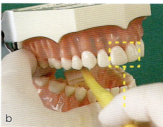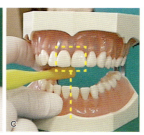

図8　開口幅が狭い時の歯ブラシ挿入のポイント（坂本）
a：歯ブラシの柄が前歯部の直下にくるように挿入すれば，ブラシ部が奥歯にピタッとあたる．
b，c：不適切例．歯ブラシの柄の位置が前歯部からずれていると，歯ブラシが舌側歯列にあたりにくい．

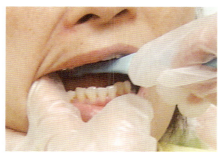

図9　歯ブラシ操作のポイント（坂本）
下唇を下げると歯ブラシ操作が容易になる．

2）開口補助器具による開口保持

　（1）デンタルブロック®（オーラルケア）：介助者の親指に装着し咬んでもらうことで開口状態を保持し，介助者の指を誤咬から守ることもできる器具です（図10）．1日3回使用する場合，使用開始から6カ月が交換の目安です（開始日記入欄あり）．

　（2）ガーゼを巻いた割り箸：割り箸の間に長方形にしたガーゼ1枚を挟んで割り箸に巻き付け，もう1枚のガーゼを上から巻いて縛ったものを作製し活用しています（図11）．

　（1）（2）いずれの方法も，動揺歯には装着しないようにします．また，開口状態が続くと口腔内に唾液が貯留し誤嚥の危険性が高まるため，開口補助器具を適宜着脱し吸引を行うなど，誤嚥が起きないように注意しましょう．

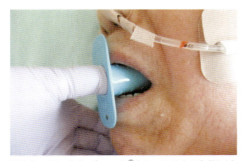

図10 デンタルブロック®（オーラルケア）（塚本）

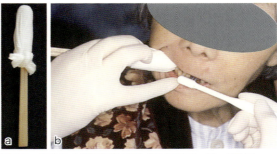

図11 手作りの開口補助器具「割り箸ガーゼ」（塚本）
a：割り箸とガーゼで作製した開口補助器具．
b：使用例．パーキンソン病患者．振戦，仮面様顔貌，筋力低下がある．割り箸ガーゼで開口を保持しながらブラッシングしている．

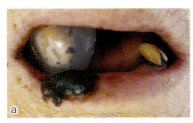
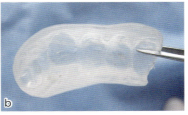

図12 脳血管障害による痙攣に伴う咬傷（塚本）
a：右上の犬歯と小臼歯で口唇を咬みしめ，咬傷ができている〔写真は保護床（b）装置時〕．
b：咬みしめている歯の型を採り，咬傷を防ぐための保護床を作製した．保護床を誤嚥するおそれがある場合は，保護床に穴をあけフロスを通しておくこともある．

開口障害に伴うトラブルへの対応

1）咬傷

　急性期では，脳血管障害患者が痙攣などにより残存歯で口唇を強く咬みしめ，咬傷ができることがあります（図12）．また，回復期・生活期では，食事の際に麻痺側の頰粘膜を咬んだことによる血腫がしばしばみられます．痙攣への対応は主治医に，口唇の咬傷は歯科医師・歯科衛生士に相談しましょう．

　口腔ケア実施時は，咬傷部位に注意しながら口唇を排除し，歯ブラシやスポンジブラシを挿入します．咬傷部位からの出血がある場合はガーゼで圧迫します．脳血管障害患者では無理に開口を促すことが刺激となって痙攣が激しくなる場合もあります．そのような時はリラクセーション後，欠損部から清掃用具を挿入し，スポンジブラシで清拭して終了するなど，素早く無理のない程度にケアを行い，痙攣が緩和してから念入りなケアを行うなど，臨機応変に対応しましょう．

第4章 状態別 口腔ケアテクニック

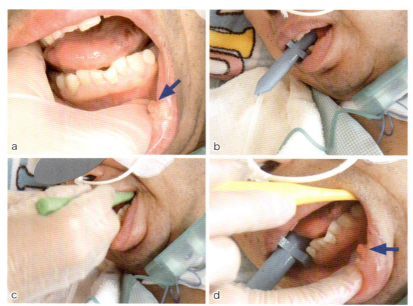

図13 開口保持困難，流涎がみられる場合の対応例（坂本）
a：介助者の指による開口．図7で示した方法で開口している．口唇の傷（矢印）を親指で保護している．
b：開口保持困難で，流涎もみられるため，バイトブロックを逆向きで使用し，吸引チューブを通す．
c：ブラシ部分が球状で小さめのブラシで頰，舌，咽頭などを清掃する．
d：歯の清掃には歯ブラシを使用している．この時も口唇の傷（矢印）に触れないよう注意する．

2）歯の脱落

原疾患の発症前から歯周病があり歯が動揺していた患者や，くいしばり，不随意運動などにより，歯に常時負担がかかっている患者は，開口補助器具の着脱の際に歯の動揺や脱落がみられることがあります．歯が自然脱落すると，誤飲してしまったり，出血傾向がある患者では止血困難になることもあるため，歯科医師・歯科衛生士に相談し，必要に応じて定期的な歯科受診や訪問での介入を勧めます．

3）流涎

図13のように口が開きにくく，流涎がみられる例では，指による開口に加え，開口補助器具（バイトブロック）に吸引チューブを通してケアを行うことでスムーズに進められる場合があります．バイトブロックはゴム製の軟らかいものではありますが，口腔粘膜を刺激し傷になることがあるため，本例ではバイトブロックを逆向きにして使用しました．反対にすることで粘膜への刺激を軽減でき，術者がバイトブロックを把持しやすくなり，さらに，口腔内の空間も広く確保でき清掃しやすいという利点もあります．

開口を拒否している場合

　患者自身が開口を拒否している場合には，無理に開口させることは避け，まず痛みの有無や患者の認知，理解，心理状態を確認しましょう．痛みがあるようなら軟らかめのケア道具を選択します．認知や理解からの拒否であれば，毎食後に歯みがき誘導をして定着を促したり，歯みがきに集中できない場合は，「朝は頬側，昼は舌側，夕は舌をみがく」というように，1回あたりの歯みがき時間が短くなるように分けるなどの工夫も有効です．ぶくぶくうがいができて，食物残渣や舌苔付着がない場合は，無理に歯みがきを行わず，うがいだけに留め，うがいをきっかけに徐々に定着を図ります．

　口腔内を清潔に保つという点では不十分であっても，まずは患者にとって気持ちの良いケアを提供することを最優先にアプローチしていきましょう．

ADVICE　患者さんが歯ブラシを噛み，外せなくなったら

　患者さんが強く歯ブラシを噛んでしまったら，まず落ち着いて，誤飲しないよう歯ブラシをしっかり持ちましょう．鼻呼吸の場合でも必ず口が開くタイミングがありますから慌てずに待って，口が開いたらブラシを外しましょう．（坂本）

文献
1) 聖隷嚥下チーム：嚥下障害ポケットマニュアル．第4版．医歯薬出版，2018．

POINT

- 口が開きにくくなっている原因を考慮し，患者の負担にならないような手技や器具を選択しましょう

- 患者さんに触れる前には必ず声をかけ，何を行うか，どのような物を使用するかを伝えながらケアを進めましょう

- 開口保持は基本的に介助者の指で行い，やむをえない場合に開口補助器具を使用します

- 無理矢理開口させるのではなく，患者にとって気持ちの良いケアを提供することを最優先にアプローチしましょう

3. 顔面や口腔に麻痺がみられる患者への対応

　顔面や口腔に麻痺があると，どのような問題が生じるのでしょうか．よく聞かれるのが，「唾液処理ができないため流涎がみられる」「食物のため込みがみられる」「頬や口唇を噛んでしまう」「食べこぼしにより十分な栄養や水分摂取が困難になる（低栄養・脱水）」などですが，口腔が不衛生な状態（むし歯・歯周疾患）になっていることも忘れてはいけません．不衛生な状態が続くと，前述のような問題に加えて，誤嚥性肺炎を起こす危険性も高まります．

口腔ケアのポイント

　口腔ケア実施前のアセスメント，実施時の姿勢や使用道具については，「第3章　2．回復期・生活期　2）口腔の観察ポイントと口腔ケアの流れ」を参照してください．
　本書で繰り返しお伝えしてきたとおり，口腔ケアでは衛生面・機能面（脱感作含む）双方の改善を図ります．特に回復期・生活期では身体機能の向上も目標になるので，自力で口腔ケアを行うことのできる方に対してはセルフケアの指導も行いましょう．

1）感覚障害を伴う片麻痺のある方
　感覚障害を伴う片麻痺のある方の歯みがき動作を観察すると，麻痺側の歯みがき回数が少なくなる傾向があります（図1）．そのため，口頭誘導や介助の際には麻痺側から歯みがきを始めるよう促すとともに，麻痺側は歯みがきが不十分になりやすいことを説明し，ご自身でも意識してもらいます．

2）食事場面で頬にため込みがみられる方
　ぶくぶくうがいが可能な方であれば頬を膨らませた時の左右差を確認します．その際の膨らみが小さい側に食渣残留がみられることが多いため，頬筋のマッサージをするような意識で頬粘膜や歯肉の清掃を行います（図2）．食前の準備運動としてぶくぶくうがいやマッサージを行うことも，ため込みの改善に有効です．

3）歯が比較的多く残っている方
　歯がある方への介助では歯ブラシと歯間ブラシを併用すると良いでしょう．歯面は歯ブラシ，歯間は歯間ブラシというように部位別に道具を変えるほうが，歯ブラシ1本ですべての部位をみがくよりも効率が良く効果的です．図3のように，ぶくぶくうがいから始め，細かい動作から大きな動作へと進めていくと，短時間で効果的なケアが提供できます．

3. 顔面や口腔に麻痺がみられる患者への対応

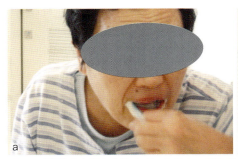 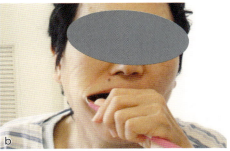

図1　感覚障害を伴う右片麻痺のある方の歯みがき動作の観察
a：歯みがき動作の傾向を観察．麻痺側である右側がみがきにくい．
b：清掃が不十分な部位から歯みがき（介助）を行う．

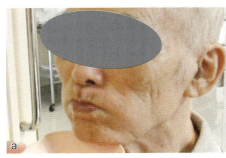 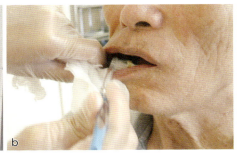

図2　ぶくぶくうがいとマッサージによる"ため込み"の改善
a：ぶくぶくうがいで頰を膨らませた時の左右差を確認する．
b：頰筋のマッサージをするような意識で，指やくるリーナブラシ®（オーラルケア）で清掃を行う．

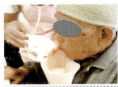

①**ぶくぶくうがい**
　うがいによって，大きな食渣を除去する．

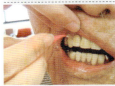

②**歯間ブラシによる清掃**
・上の歯はブラシをやや上から，下の歯はブラシをやや下から挿入する．
・視野の確保とストレッチを兼ねて，頰を指で軽く引く．

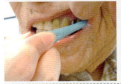

③**歯ブラシによる口腔内全体の歯みがき**
・歯間ブラシでの歯間部の清掃は終えているので，歯ブラシを大きく動かして，全体をみがく．

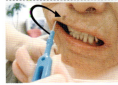

④**くるリーナブラシ®（オーラルケア）によるマッサージ**
・口腔内の感覚が高まり，表情も豊かになる．

細かい動作から大きな動作へ

図3　短時間で効果的な口腔ケアを行うためのポイント

第4章　状態別 口腔ケアテクニック

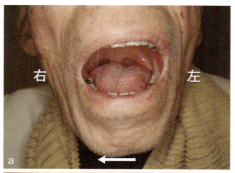
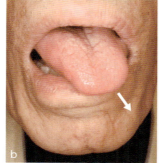 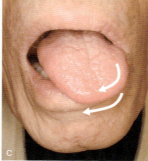 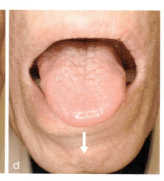

図4　舌下神経麻痺（左片麻痺）のある方への舌ケアの例
a：左麻痺があり，開口すると顎位が右へ偏位する．
b：舌尖は麻痺側である左方向に出る．
c：舌清掃時に左から右方向に舌をストレッチするようにブラッシングする．
d：ストレッチ後，舌尖の偏位が改善している．

4）口腔衛生状態が不良な方・口腔ケアに時間を要する方

　時間をかけて口腔ケアを行うことが理想ではありますが，看護師や介助スタッフが口腔ケアに十分な時間をかけられない時もあります．そのような場合でも，たとえば1日に3回口腔ケアを実施するのであれば口腔内を3分割し，1日ですべての部位の清掃を終えることを最低目標とするなど，工夫しながら口腔衛生状態の向上に努めます．

5）舌下神経麻痺のある方

　舌下神経麻痺のある方では，挺舌時に舌尖が麻痺側に偏位しますが（図4），舌清掃時に麻痺側から健側方向にブラッシングすると改善がみられます．舌は筋肉の塊であり，すぐに効果が現れるわけではありませんが，毎食前後の舌ケアだけでも十分に効果が得られます．

　麻痺側は動きが悪く，舌苔が付着しやすいため，舌苔の付着状態や部位をよく観察することで，舌の大まかな動きや感覚低下などが予測できます．

3. 顔面や口腔に麻痺がみられる患者への対応

さまざまな形の歯間ブラシがあるので、清掃部位や練習目的に合わせて選びましょう！

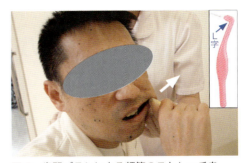

図5 歯間ブラシによる頰筋のストレッチを兼ねた口腔ケア
L字型の歯間ブラシを用いて、L字の角で麻痺側の頰筋を引き、ストレッチしながら清掃している。

口腔ケア時の言葉かけと介助が大切

　顔面や口腔に麻痺のある方は、自分の表情や食事のしづらさに悩んでいることが少なくありません。歯みがきの自立・定着を促すためにも、「口角が上がるようにマッサージを続けましょう（図5）」「この頰が引き締まると食渣も残りにくくなります」というように、その方の悩みが解決できるような目標設定や意欲が高まる言葉かけ、介助が大切です。また、リハビリテーションの視点からは、すべてを介助するのではなく、その方の残存能力の向上や最小介助を心がけたかかわりが看護師に求められる支援であり、「待つ」ことも大切な支援の一つです。

POINT

- 麻痺側は歯みがきが不十分になりやすいことを理解してケアを行い、患者にも意識してもらいましょう

- 部位別に歯ブラシや歯間ブラシを使い分け、短時間で効果的な口腔ケアを目指しましょう

- 患者の残存能力の向上や最小介助を心がけ、患者の悩みが解決できるような目標設定、意欲が高まる言葉かけ・介助に努めましょう

4. 出血傾向がみられる患者への対応

　出血傾向がある方はわずかな刺激でも出血を生じ，出血すると止まりにくいため，口腔内を観察し，口腔の状態と全身との関連を把握してから，「慎重なケア」を行うことが求められます．また，出血傾向があるからといって口腔ケアを控えていると口腔内が不潔な状態となり，二次感染や歯周病の悪化を招き，出血をさらに助長させてしまうおそれがあります．可能であれば，歯科医師や歯科衛生士に相談しましょう．

口腔ケアのポイント

1）情報収集と観察
　口腔内に出血がみられる原因は歯肉炎・歯周病とは限りません．血管の異常，人工心肺使用後の血小板数減少，血友病など凝固因子の異常，抗凝固薬・抗血小板薬による血液凝固阻害，肝機能低下によるプロトロンビン産生低下，播種性血管内凝固症候群（DIC）による微小血栓形成に伴う臓器障害・二次線溶亢進による出血傾向など原因はさまざまです（表）．
　そのため，口腔内に出血が認められた場合は，まず以下の点について確認します．
・現病歴，既往歴，内服薬，検査データなど
・「いつ・どこから・どんなときに」出血したのか
・出血部位

2）記録と経過観察
　全身（バイタルの変化，皮膚や粘膜の内出血による出血斑や血腫，意識レベルなどの変化）と口腔内を継続的に観察し，スタッフ間で情報を共有します．出血部位をイラストや写真で記録する，ベッドサイドにケア方法を記した用紙を貼付するなどして，スタッフ間で出血部位の把握とケア方法の統一に努めましょう．

3）適切な口腔ケア計画・目標の設定
　治療の目的や患者さんの状態に合わせて適切な口腔ケア計画・目標を設定します．たとえば，緩和ケアを受けていて，感染予防よりもQOLが重視されるような方では，粘膜ケアや保湿で終了し，ブラッシングは一日一回に留める計画が妥当な場合もあります．

4）口腔ケア方法
　出血傾向が疑われる方の口腔ケアで使用する物品を図1に示します．基本的な口腔ケアの流

表　口腔内に出血傾向がみられる場合に疑われる原因

● 全身疾患
　・血管の異常：老人性・アレルギー性紫斑病，壊血病，遺伝性疾患
　・血小板数の異常：特発性血小板減少性紫斑病（ITP），白血病，再生不良性貧血，播種性血管内凝固症候群（DIC），抗がん剤の副作用
　・凝固因子の異常：血友病，DIC，肝不全

● 抗凝固・抗血栓療法
　・抗凝固薬：ヘパリン（ナトリウム），ワーファリン（カリウム）
　・血栓溶解薬：ウロキナーゼ
　・抗血小板薬：アスピリン，チクロピジン塩酸塩，シロスタゾール

● 局所的な問題
　・炎症：歯肉炎，歯周炎
　・外傷

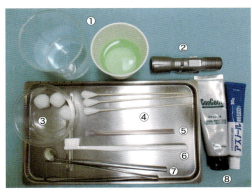

①コップ2個（薬液用とすすぎ用）
②ペンライト
③綿球
④綿棒
⑤ディスポーザブルの排唾管
⑥ナイロン製の軟毛歯ブラシ
⑦ミラー・ピンセット
⑧保湿剤

図1　出血がみられる方の口腔ケアで使用する物品
そのほか，必要に応じてワセリンやガーゼも用意する．

れは「第3章　1．急性期　2）口腔の観察ポイントと口腔ケアの流れ」と同様ですが，出血の程度によって口腔ケア方法・使用物品は異なるため，あらかじめ主治医，歯科医師，歯科衛生士と十分に相談して決定します．

　出血がみられる方への口腔ケアにおいて特に注意すべき事項は以下のとおりです．

(1) 口腔内観察時の注意点
・口唇の亀裂を予防するため，ワセリンや保湿剤を塗布する．
・口唇から出血している場合はガーゼで圧迫する．
・唾液と血液が混ざって出血部位が特定できない場合は，ガーゼをあてる，5,000倍ボスミン

第4章 状態別 口腔ケアテクニック

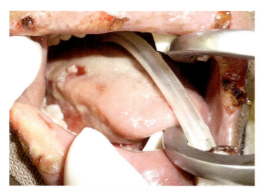

図2 開口器を使用した出血部位の観察
開口器が口唇の出血部位にあたらないように注意する.

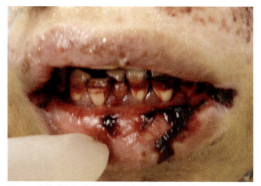

図3 播種性血管内凝固症候群（DIC）患者の口腔内
口腔乾燥がみられ，歯や粘膜に分泌物が付着している.

綿球をピンセットなどで挟んで圧迫する，または吸引するなどして観察する.
・開口障害や浮腫により口腔内の観察が困難な場合は，照明や開口器などを活用する（図2）.

(2) 粘膜ケア時の注意点
・口腔内が乾燥し，痰や剥離上皮が付着している場合（図3）は保湿剤を塗布する（「第4章 1. 口腔乾燥がみられる患者への対応」参照）．無理矢理に付着物を剥がすと出血の原因となるため，湿潤を心がける.
・びらんや潰瘍があり，スポンジブラシが粘膜への刺激となる場合（図4）は，0.02%塩化ベンザルコニウム綿球をピンセットやコッヘルなどで挟み，弱い力で奥から手前に向かって動かして清拭する.

(3) ブラッシング時の注意点
・ブラッシングは，タフト24エクストラスーパーソフト（オーラルケア／以下，タフトESS）などナイロン製の軟毛歯ブラシを使用し，弱い力でブラッシングする.
・歯ブラシの毛先が歯肉にあたらないように，歯ブラシを持っていない方の人差し指で頬や口唇を排除し，歯ブラシのあたっている場所を確認しながら歯ブラシを動かす（図5）.
・毛先が歯肉にあたらず歯肉への刺激を最小限に留めることができる，ヘッドの小さいポイントブラシも活用する（図6）.
・ポイントブラシがない場合は，直径約1cm綿球をピンセットでつまみ，一歯ずつ汚れを除去する方法でもよい．ただし，ケアに抵抗を示す患者などで，綿球を落としてしまったり，ピンセットで粘膜を傷つけてしまったりするおそれがある場合は綿棒を使用する.
・歯間ブラシは歯肉に刺激を与えるため推奨しない.

4．出血傾向がみられる患者への対応

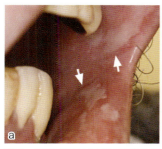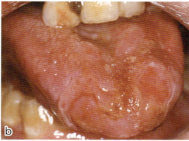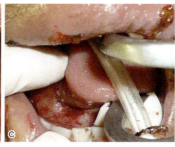

図4　刺激を受けやすい口腔粘膜の例
a：びらん，b：天疱瘡，c：特発性血小板減少性紫斑病（ITP）．
a，bではびらんが形成されており，スポンジブラシなどで触れると痛みを生じる．
cのように粘膜から自然出血している場合は，スポンジブラシによる刺激で出血を助長してしまう．

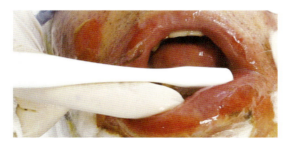

図5　出血傾向がみられる患者へのブラッシング
出血傾向と浮腫が認められるため，人差し指で口唇を保護し，歯ブラシがあたる位置を確認している．

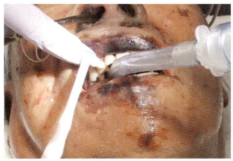

図6　ポイントブラシの活用
チューブ固定のテープを外して口腔ケアを行っているところ．
ブラシの先端を使い，歯肉にあたらないようにブラッシングする．

99

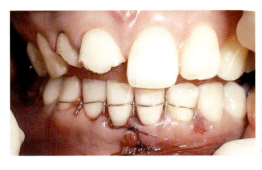

図7 外傷による口腔内出血
交通事故による脳挫傷で経鼻挿管中の患者の例．下顎骨骨折，上顎前歯破折，下顎前歯の脱臼，歯肉裂傷が認められる．

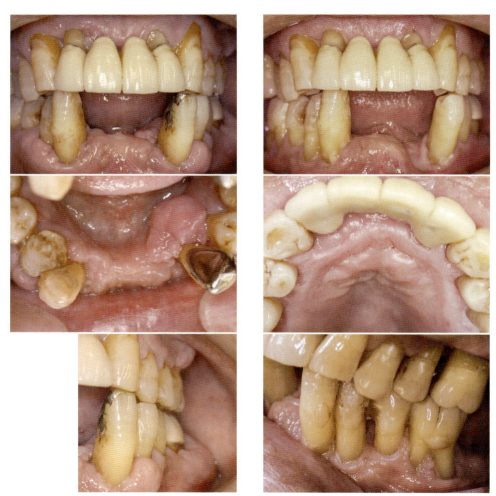

図8 カルシウム拮抗剤の内服による歯肉増殖症
左：人工透析中でカルシウム拮抗剤を内服している患者から「口腔内に出血がみられる」との訴えがあった．カルシウム拮抗剤による歯肉の増殖とそれに伴う歯肉炎がみられる．
右：同1年後．歯科衛生士によるブラッシング指導と定期的なクリーニングにより改善した．

（4）局所的な出血への対応

- 口腔内の大きな傷（図7）は止血処置が必要であるため，主治医，歯科医師の指示のもとケアを行う．
- ブラッシングなどの刺激を与えていないにもかかわらず歯肉が出血している場合の原因としては，外傷を除くと，全身疾患，歯肉炎・歯周炎，薬剤の副作用などが疑われる（表）．たとえば，カルシウム拮抗剤や抗てんかん薬服用患者では，副作用として歯肉増殖・肥大症がみられることがある（図8）．

POINT

- 口腔内の出血にはさまざまな原因が考えられるため，まず「現病歴，既往歴，内服薬，検査データなど」と「いつ・どこから・どんな時に出血したのか」，「出血部位」を確認しましょう

- 出血の程度によって口腔ケア方法や使用物品は異なるため，主治医，歯科医師，歯科衛生士と十分に相談して決定しましょう

- 口腔内に刺激を与えていないにもかかわらず歯肉が出血している場合は，外傷や全身疾患，歯肉炎・歯周炎，薬剤の副作用などが疑われるため，原因を精査しましょう

5. 義歯装着患者への対応

　義歯の装着（使用）のおもな目的として，「咀嚼機能の改善」や「発音発語機能の改善」などはよく知られるところですが，義歯が下顎・嚥下の安定（舌の不随意運動予防，呼吸・体幹の安定など）にも関与することはあまり認識されていないようです．経口摂取していなくても，歯（義歯）や嚥下（唾液嚥下）を常に観察し，積極的にかかわっていきましょう．

義歯を装着する意義

　通常，嚥下時は口唇が閉鎖し，上下の歯（義歯）は接触しています．舌尖は前歯の裏に固定され，口蓋に舌背が接触することで食塊などを移送しやすく，咽頭内圧も高くなり安全に嚥下することができます（図1-a）．しかし，歯や義歯がないと，上下の歯肉が接触しないため舌を歯肉の間に挟んで嚥下することになります（舌は口唇から突出します）．また，口蓋に舌背が接触しにくく，咽頭内圧も低下し安全とはいえない状況になります（図1-b）．

　このように歯（義歯）の有無によって嚥下の方法が大きく変わることから，義歯の装着には大きな意義があります．咀嚼を必要としない食形態であっても，上顎に義歯を装着すると，嚥下時に舌の固定と口蓋への押しつぶしや移送などがしやすくなります．

　しかし，舌神経に麻痺がある患者では口腔の感覚も鈍くなっているので，義歯を装着しても口腔内にため込んで動かない場合があります．このような時は義歯を外して評価する必要があります．また，長年義歯を使用していると，咬合がすり減り，顔貌からは義歯を装着していないように見えるほど咬合が低くなる場合がありますが，舌機能が低下している方では咬合が低いほうが口蓋に舌背が接触しやすいこともあります．

義歯装着患者の口腔内と義歯の観察

　義歯を装着している患者では，義歯着脱時に義歯と義歯を外した後の口腔内を注意深く観察し，義歯にヒビや破損箇所はないか，義歯を外した後の口腔内に潰瘍などがみられないかなどを確認しましょう（図2～4）．

5. 義歯装着患者への対応

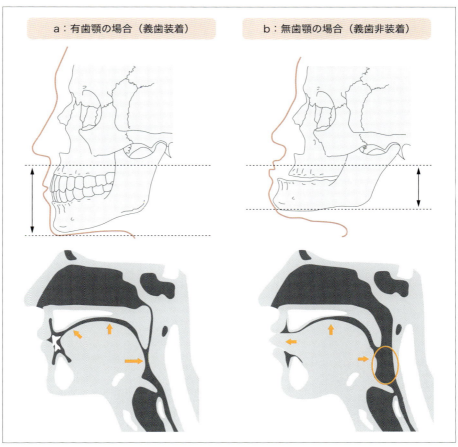

図1　義歯装着の意義
a：有歯顎または義歯装着時の状態．義歯の装着は，咀嚼機能低下や発音障害の予防（口腔周囲筋の廃用予防），顎・嚥下の安定（舌の不随意運動予防，呼吸や体幹の安定など），顔貌変化の予防などさまざまな意義がある．
b：無歯顎または義歯非装着時の状態．歯（義歯）がないと舌や顎の安定が得られず，咽頭内圧も低下する．

患者さんが痛みを自覚しておらず発見が遅れることも！注意深く観察しましょう．

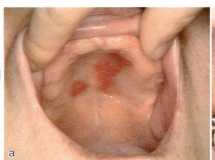
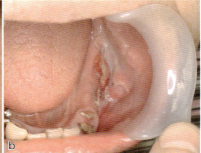

図2　義歯装着患者にみられた口腔内のトラブル
a：カンジダ，b：潰瘍．

103

第4章 状態別 口腔ケアテクニック

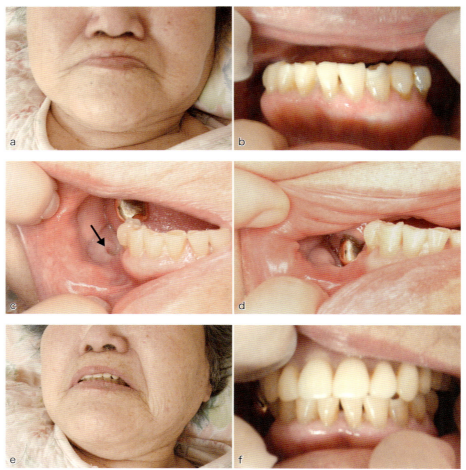

図3 義歯を長期間外していたために歯肉に潰瘍を呈した例
a, b：急性期で上顎の義歯を外され，そのままになっていた．
c, d：上顎の残存歯（銀歯）が下顎の歯肉に食い込み，潰瘍を呈している（矢印）．
e, f：上顎義歯を装着したところ，潰瘍は改善した．

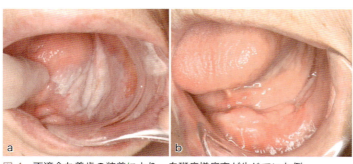

図4 不適合な義歯の装着により，白斑症様病変が生じていた例
a：義歯装着1週間後の口腔内．白斑症様の病変が確認された．
b：義歯を外して1週間後の口腔内．病変は改善した．
口腔周囲の廃用予防のために義歯を装着しても，その義歯が不適合であればかえって状態が悪化する．

義歯の不具合や口腔内の異変がみられたら，歯科医師に相談を！

104

5. 義歯装着患者への対応

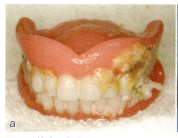
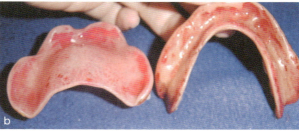

図5 義歯の汚れ
a：義歯に食渣が多量に付着している．
b：長期間使用している義歯は凹凸や細かい傷があり菌が繁殖しやすい．

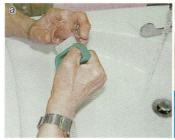
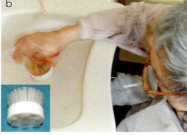
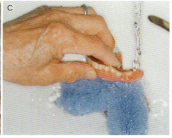

図6 義歯清掃自助具
a：握力が弱くても使いやすい義歯清掃ブラシ．
b，c：片側の麻痺などで両手が使えない方向けに，片手でブラッシングしやすいよう工夫された義歯清掃ブラシ．

義歯洗浄時の注意点

　義歯も患者の体の一部であるため，取り扱いは慎重に行います．水をはった容器や敷いたタオルの上で義歯洗浄を行うなど，落下による破損を防ぐための対策も講じましょう．長期間使用している義歯ほど凸凹や細かい傷にカンジダ菌などが繁殖しやすく，義歯清掃ブラシによるブラッシングだけでは保清が不十分になるため（図5），洗浄剤の併用を勧めます．夜間は，歯肉の血行促進や菌の繁殖予防のため義歯を外し，義歯洗浄剤に浸漬して保管することが望ましいでしょう．
　現在，さまざまな義歯清掃自助具が市販されています（図6）．ご自身でできることは自ら行ってもらい，習慣として定着するよう支援していきましょう．

POINT

- 義歯の装着は下顎・嚥下の安定につながります

- 義歯と義歯を外した後の口腔内を注意深く観察し，義歯にヒビや破損箇所はないか，口腔内に潰瘍がみられないかなどチェックしましょう

- 義歯も患者の体の一部です．慎重な取り扱いを心がけ，義歯清掃ブラシや義歯洗浄剤も併用して菌の繁殖を防ぎましょう

第4章 状態別 口腔ケアテクニック

6. 経管栄養患者への対応

　経管栄養で経鼻よりチューブを挿入している患者の場合，定期的なチューブ交換があるものの，留置したままではチューブ自体が汚染され，痰や分泌物が増加し，気管に侵入する危険性も高くなります．また，咀嚼などの動きがない口腔・咽頭は自浄作用の低下や口腔機能の廃用に加え，食物などの刺激がないことによる過敏の出現など，さまざまな問題が起こります．栄養面では，食物をしっかり咀嚼して効率良く吸収することができないため，胃ろうや腸ろうの場合でも口から胃・腸までの消化器官の廃用をきたしやすくなります．
　消化器官の廃用予防や栄養吸収の改善のためにも食前の口腔ケアは大切です．また，口腔衛生状態が良好であれば，仮に唾液を誤嚥したとしても誤嚥性肺炎のリスクを軽減することができます．

口腔ケアのポイント

　経口摂取の方への口腔ケアとは異なり，まず汚染されている咽頭や奥舌・粘膜のケアから始めます（図1）．歯が残存している方の場合でも同様です（図2）．咽頭や奥舌・粘膜の付着物が気管へ落下すると誤嚥性肺炎のリスクが高まるためです．口腔乾燥があれば，しっかり湿潤・吸入を行ってから実施します．軟らかい咽頭部には，くるリーナブラシ®（オーラルケア）を使用すると傷つけずにケアを行うことができます（図3）．
　経口摂取かどうかにかかわらず，口腔内には約300種類・数千億個の細菌が存在しています．経口摂取のできない方や歯のない方でも，ガーゼによる清拭のみでは咽頭や奥舌，口蓋などのケアを十分に行うことができません．残存歯がなく歯肉だけであっても，適切なブラッシングにより痂皮を除去し，歯肉を刺激して血行を高め，唾液分泌を促進するケアは大切です．くるリーナブラシ®を使用すると，毛先の適度な刺激によって感覚低下のある方に改善がみられたり，口腔ケアに十分な時間を割けない場合にも，口腔内のストレッチを兼ねて効率的に口腔清掃ができます．

1）分泌物や唾液が多い場合
　口腔ケアの前に吸引を行うか，吸引チューブ付き球状ブラシ（吸引くるリーナブラシ®など）で吸引しながら粘膜清掃を行うと時間短縮につながります（図4）．また，片手で吸引チューブを持ち，もう一方の手で歯ブラシを持っていると十分なケアができず口腔内の観察もしづらい

6. 経管栄養患者への対応

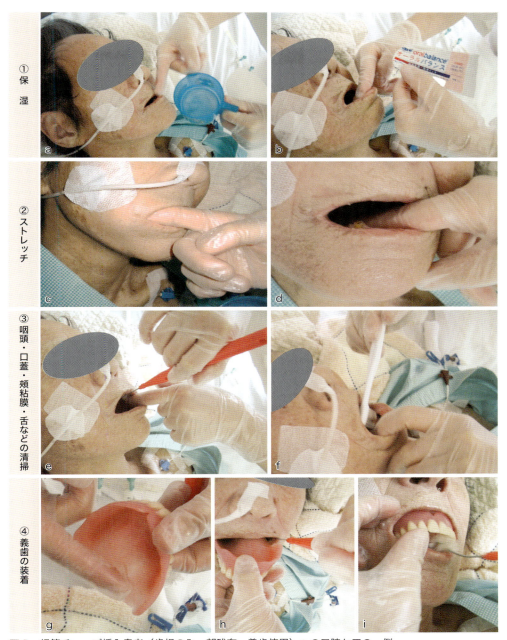

図1　経管チューブ挿入患者（歯根のみ一部残存・義歯使用）への口腔ケアの一例
a：水で口唇を湿らせる，b：保湿ジェルを塗布．
c，d：保湿ジェルを塗布しながら，指で口腔周囲や舌のストレッチを行う．刺激によって唾液分泌を促進させる．
e：頬粘膜の清掃．出血しないよう保湿ジェルをつけながら行う．f：歯根だけが残っている歯がある場合は歯ブラシでみがく．
g：義歯の内面と外側に保湿ジェルをうすく塗布する（乾燥予防と義歯のスムーズな装着のため）．
h，i：義歯の装着．この方の場合，右口角が開きづらいため，義歯は右側から入れ，左側はくるリーナブラシ®で伸ばして入れる．

第4章 状態別 口腔ケアテクニック

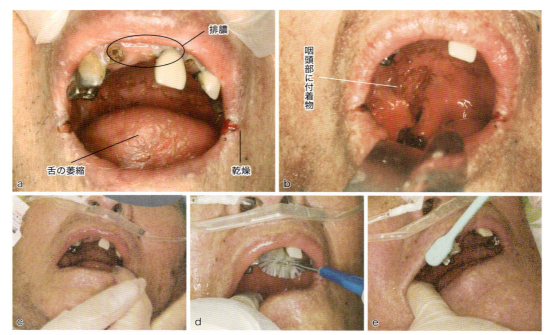

図2 経管チューブ挿入患者（残存歯あり）への口腔ケアの一例
a, b：口腔ケア前の状態．排膿や舌の萎縮，乾燥がみられる．咽頭部には付着物も確認できる．
c：保湿ジェルの塗布．唾液と同様に保湿効果や抗菌作用があり，口臭も予防できる．オリーブオイルを用いる場合もある．
d：軟組織（咽頭，口蓋，歯肉，舌など）のケア．軟らかいブラシやくるりーナブラシ®で痰や付着物を除去する．
e：歯みがき．歯ブラシ，歯間ブラシを併用する．

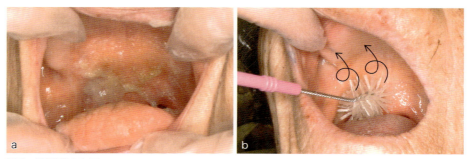

図3 咽頭部のケア
a：口腔ケア前．咽頭部に付着物が確認できる．
b：くるりーナブラシ®を使用すると傷つけずにケアを行うことができる．奥から掃くように動かす．

め，姿勢を側臥位（麻痺がある方の場合は麻痺側を上）にしてガーゼを口角に置き，唾液や水分をガーゼに吸収させることで，片手を自由に使えるようにします．片手でブラッシング，もう一方の手でストレッチを兼ねた口唇・頰粘膜保護を行い，視野も確保できます．ガーゼは出血時の圧迫止血，清拭などにも応用できます（図5）．

6. 経管栄養患者への対応

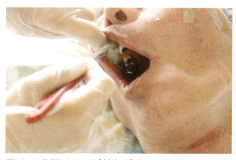
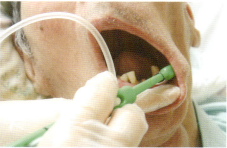

図4　吸引チューブ付きブラシの活用
ベッド上の口腔ケアなどでは，吸引チューブ付きブラシを使用すると効率的にケアを進めることができる．

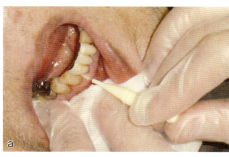
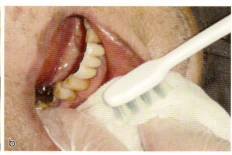

図5　ガーゼの活用
a：患者を側臥位にしてガーゼを口角に置き，唾液や水分をガーゼに吸収させながらケアを行う．
b：ガーゼは歯ブラシの汚れの清拭，出血時の圧迫止血などにも応用できる．

2) うがいができない場合

　球状ブラシ（くるリーナブラシ®）による清掃やストレッチを兼ねた拭き取りで十分でしょう．口腔ケア時の刺激で唾液分泌が促進されるため，シリンジの注入・洗浄と同等の効果があると考えられます．球状ブラシ使用時は，保湿ジェル等で毛を湿らせ，毛を柔らかくほぐしてから使い，ワイヤー部分が直接口角にあたらないように注意して操作します．毛のフサフサとした弾力が弱まったら交換しましょう．

　また，嚥下障害や意識障害がある患者では口腔内に余剰水分が残っていると誤嚥につながるため，清掃やストレッチの後は，口腔底や咽頭に水分が貯留していないかの確認が必要です．

POINT

- 経管チューブを挿入している方のケアは，汚染されている咽頭や奥舌・粘膜から始めましょう

- 経口摂取かどうかにかかわらず，口腔内には多くの細菌が存在しています．
歯のない方であっても適度なブラッシングで痂皮を除去し，血行を高め，唾液分泌を促進しましょう

第4章 状態別 口腔ケアテクニック

7. 人工呼吸器装着患者への対応

急性期で人工呼吸器装着中の患者は，呼吸不全，手術後，心不全，多臓器不全など病態はさまざまです．多くの患者は意識状態の低下がみられ，全身機能・免疫機能低下による易感染・易出血状態にあります．また，脳神経機能低下や挿管による嚥下障害（嚥下・咳嗽反射の低下），輸液や経管栄養管理下で低栄養状態にある患者も少なくありません．

口腔ケアのポイント

人工呼吸器を装着している患者は唾液分泌が減少し，挿管チューブにより常時開口状態にあり，口腔が乾燥しやすい環境下にあります．それゆえに自浄作用が低下し，細菌が繁殖しやすい状態となっています．さらに，経鼻胃管や気管チューブによる機械的損傷により，鼻口腔，咽頭も細菌が増殖しやすい状態になっています．これらの口腔咽頭内細菌の誤嚥は，人工呼吸器関連肺炎（Ventilator Associated Pneumonia，VAP）の発症と密接に関係しています．VAP は人工呼吸器管理に伴う重篤な合併症であり致死率が高いため，VAP 予防対策として口腔ケアは不可欠です[1]．

1）口腔ケアの流れ

人工呼吸器を装着している方への口腔ケアの流れは，「第3章 1．急性期 2）口腔の観察ポイントと口腔ケアの流れ」とほぼ同様ですが，カフ上部や口腔・咽頭の吸引，カフ圧の確認が必要となります（図1）．

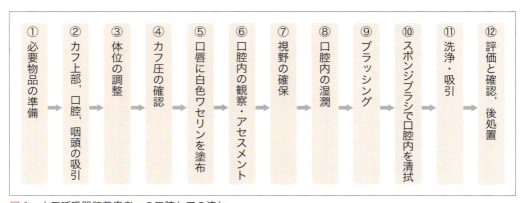

図1 人工呼吸器装着患者への口腔ケアの流れ

7. 人工呼吸器装着患者への対応

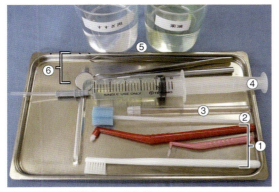

図2 ICU に常備している物品
①歯ブラシ，ポイントブラシ，歯間ブラシ，②スポンジブラシ，③ディスポーザブルの排唾管，④洗浄用シリンジ（20mL シリンジにネラトンカテーテルを約 10cm に切ったものを付ける），⑤コップ 2 個（希釈したコンクール F®とすすぎ用の水），⑥歯科用ピンセット，ミラー．

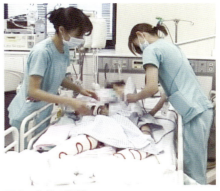

図3 体位の調整

図4 術者の位置
a：患者・術者の位置関係の表現．患者の頭側を 12 時，足側を 6 時とする．
b：術者 2 人の場合の位置（12 時と 9 時）．
c：術者 2 人の場合の位置（9 時と 3 時）．
d：術者が 1 人の場合の位置（9 時）．

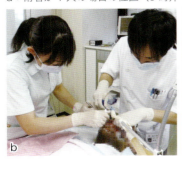
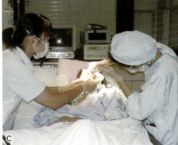
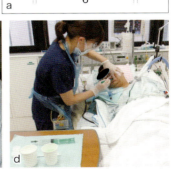

　経鼻挿管・気管切開患者は，経口挿管患者に比べて口腔内の観察がしやすく，チューブ固定を外す必要がないため口腔ケアに伴うリスクも低いといえます．
　意思の疎通ができる場合は含嗽を誘導し，可能な範囲でセルフケアを促します．意識障害があり，セルフケアが困難な場合は「第 3 章　1．急性期　2）口腔の観察ポイントと口腔ケアの流れ」の手順に準じて術者による口腔ケアを実施します．
　(1) 必要物品の準備：ICU では図 2 に示す用具を常備しています．
　(2) カフ上部，口腔，咽頭の吸引：必要があれば気管吸引も行います．
　(3) 体位の調整（図 3，4）：体位の禁忌がなければ，ベッドを 30°ギャッチアップします．

111

第4章 状態別 口腔ケアテクニック

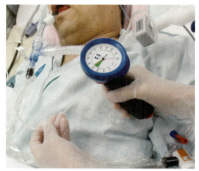

図5 カフ圧の確認

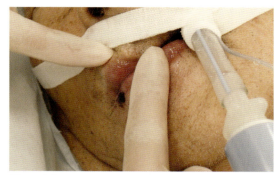

図6 白色ワセリンによる口唇の保湿

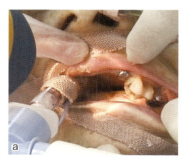

図7 口腔内の観察
a：照明を使用して観察．
b：歯科用ミラーを用いて口腔内の乾燥度を判定する（p.56のROAG参照）．

枕などを利用して頸部が伸展しないように注意して，頸部を横向き（術者側）にします．人工呼吸器やラインに注意しながら術者の位置を決めます．

　また，輸液やモニタなどのライン類，ドレーン留置部位をあらかじめ確認しておくことも重要です．各種ラインがどの部分から入っているか，ドレーンが挿入されている場合はどこに挿入されているかを把握し，口腔ケア中の自然抜去や接続部の外れ・破損がないように注意します．

　(4) カフ圧の確認（図5）：患者の状況や施設基準によって異なりますが，カフ圧計を用いてカフ圧（20〜30cmH$_2$O）を確認します．カフ上部吸引孔付き気管チューブを用いた声門下腔分泌物吸引がVAP予防に有効であるといわれています[2]．

　(5) 口唇に白色ワセリンを塗布（図6）：口唇の保湿のため白色ワセリンなどを塗布します．

　(6) 口腔内の観察・アセスメント（図7）：ペンライトを使用して口腔内を観察します．歯科用ミラーがあれば，ROAG（p.56参照）で口腔内の乾燥度を判定します．唾液の貯留がみられる時は吸引しておくと観察しやすくなります．また，挿管チューブがあるために確認しにくい部位は，挿管チューブを移動した時に観察します．

7．人工呼吸器装着患者への対応

口腔ケアは
バイタルサインを
確認しながら
行いましょう！

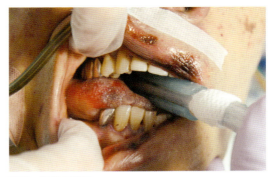
図8　視野の確保

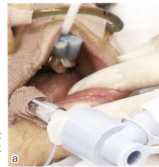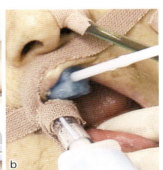

図9　口腔内の湿潤
a：口腔の奥から手前にスポンジを回転させながら動かす，b：チューブと粘膜の隙間にもスポンジブラシを挿入する．

　(7) **視野の確保**：術者の人差し指で頬粘膜を押し広げ，視野を確保します（図8）．必要時のみバイトブロックを使用します．鎮静剤使用中の患者では，口腔ケア時（特に開口時）が覚醒刺激となってファイティング*を起こす場合があるため，口腔ケアの適否，方法，時期を見極める必要があります．

　(8) **口腔内の湿潤**（図9）：スポンジブラシで口腔内を湿潤させます（「第3章　1．急性期　2）口腔の観察ポイントと口腔ケアの流れ」参照）．

　(9) **ブラッシング**：頬粘膜を指で排除し，吸引しながらブラッシングします（図10）．片側のブラッシングが終了したら，挿管チューブ固定を外し，チューブを反対側の口角に移動させ，もう一方のブラッシングを行います（図11）．

　時間的・人員的に余裕がない場合や，挿管チューブ固定を移動できない場合は，挿管チューブ固定をした状態で終了し，挿管チューブ固定を移動した時に，できなかった部位をケアします．ポイントブラシを使用すると，挿管チューブ側の残存歯など歯ブラシが入りにくい場所もブラッシングが可能になります．

＊**ファイティング**：患者の呼吸が人工呼吸器とうまく同調しない状態．不適切な呼吸器の設定や気管内分泌物の貯留，患者の苦痛，興奮などが原因となって生じる．ファイティングによって換気不足となり，低酸素やそれによる血圧変動，不整脈などをきたしやすくなる．

113

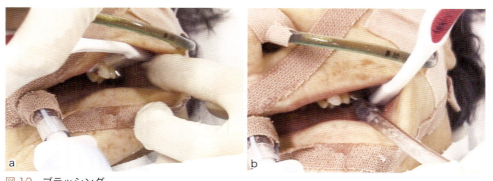

図10 ブラッシング
a：ブラッシングは頬粘膜を排除しながら行う．b：吸引しながらブラッシングを行う．

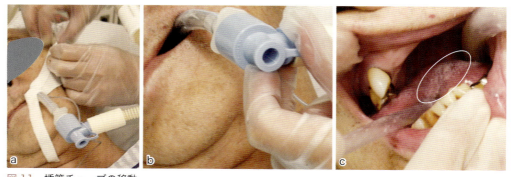

図11 挿管チューブの移動
a：挿管チューブの固定テープをはがす．b：挿管チューブを移動する．c：挿管チューブ移動後．チューブがあった場所（円内）に舌苔がまだ残っている．

（10）スポンジブラシで口腔内を清拭：(8)と同様の方法で行います．ブラッシングで除去した汚れや口腔粘膜をスポンジブラシで拭い，挿管チューブの隙間にもスポンジブラシを挿入します．

（11）洗浄・吸引（図12）：歯列に沿って洗浄用シリンジを動かし，洗浄用シリンジの先端を口腔前庭や口腔底，挿管チューブと頬粘膜の隙間に入れて洗浄します．吸引の先端はシリンジの先端の側に置きます．

（12）評価と確認，後処置（図13）：口腔内には保湿剤，口唇には白色ワセリンを塗布して保護します．チューブの挿入の深さに問題がないかを確認し，挿管チューブを再固定します．カフ上部，気管，口腔，咽頭の分泌物を吸引します．

なお，長時間同じ部位にチューブがあたっていると潰瘍を形成することがあるため，固定位置は定期的に変えましょう．また，浮腫による潰瘍や，挿管チューブが口唇や粘膜に強く接触することによる潰瘍の形成を防ぐため，チューブの固定位置の調整や口唇の保湿も大切です．

7．人工呼吸器装着患者への対応

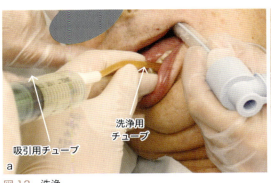
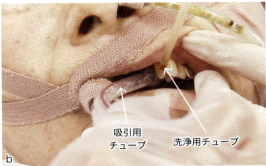

図12　洗浄
a：術者と介助者で行う場合．挿管チューブ固定用テープを外した状態で洗浄を行っている．
b：術者が一人で行う場合．挿管チューブをテープ固定した状態で洗浄を行っている．

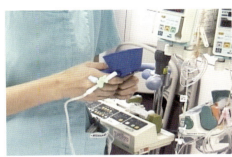
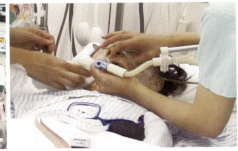

図13　カフ圧の確認とテープ固定

　ICU入室中から口腔ケアを実施することによって，本人および家族が口腔ケアの重要性を強く認識し，その後，一般病棟や在宅に移行してからも口腔ケアが円滑に進むことが多いと感じます．患者や家族の口腔ケアへの意識を高めるためにも，急性期の口腔ケアは重要です．

文献
1) 行岡秀和：医学的根拠に基づいたオーラルケアへ．「ICUにおけるオーラルケア」，丸川征四郎編著，pp.100-110，メディカ出版，2000．
2) 日本集中治療医学会　看護ガイドライン検討委員会：人工呼吸器関連性肺炎予防のための気管挿管患者の口腔ケア実践ガイド（案），2017．

POINT

- 人工呼吸器装着患者は，常時開口状態にあり唾液分泌も減少しているため，細菌が増殖しやすい状態になっています

- 人工呼吸器関連肺炎（VAP）は人工呼吸器管理に伴う重篤な合併症であり致死率が高いため，口腔ケアが不可欠です

- 人工呼吸器装着患者への口腔ケアでは，急性期患者の基本的な手順に加え，カフ上部や口腔・咽頭の吸引，カフ圧の確認が必要となります

8. 周術期の患者への対応

　侵襲が大きい手術では，経口挿管が長期化すると，人工呼吸器関連肺炎（VAP）を含めた術後感染の発生率が高くなります．術後感染を予防し，手術後のICUでの口腔ケアを容易にするためにも，手術前の歯科治療や歯科衛生士による専門的な歯面清掃（professional mechanical tooth cleaning, PMTC）や口腔衛生指導（teeth brushing instruction, TBI）が必要です．このような歯科のかかわりは，退院後も口腔内の保清を継続するために不可欠な患者さんのモチベーションの向上にも効果があります．また，診療報酬においても地域包括ケアの推進などの観点から「周術期等口腔機能管理料」等が保険収載され，医科歯科連携が進んでいます（COLUMN ②参照）．

　本項では，歯科衛生士による専門的口腔ケアの実際と看護師の役割について解説します．

口腔ケアのポイント

1）入院前・手術前の歯科受診

　入院前・手術前に歯科を受診し，治療や口腔清掃を実施することは，入院中・術後の口腔内疾患の予防につながるとともに，入院中の口腔衛生管理も容易になります．

　筆者らが実施した呼吸器外科および心臓血管外科患者を対象とした調査[1]によると，対象患者の26％が「歯みがきは朝食前のみ」と回答し，その原因として，歯みがき習慣がない，口腔衛生に関する知識が不足していることなどが考えられました．また，口臭があり，歯石が板状に沈着し歯周病が進行している患者も多くみられました（図1，2）．もし，このような患者が術前の歯科治療や口腔衛生指導が実施されずに手術を受けた場合，術後肺炎，手術部位感染，口腔粘膜炎などの術後合併症のリスクが高まります．

2）手術前の口腔内診査

　手術が決定すると，主治医から歯科受診を依頼され，歯科医師による口腔内診査（表1），必要であれば歯科治療（抜歯や応急処置）が行われます．無歯顎の方の場合は，手術当日のセルフケアのみとし，基本的に歯科受診は依頼されません．ただし，口内炎などの疾患がある場合，義歯の調整が必要な場合には受診します．

3）手術前の歯科衛生士による専門的な歯面清掃

　患者の予定によっても異なりますが，手術の1～3日前に歯科衛生士による専門的な歯面清

8. 周術期の患者への対応

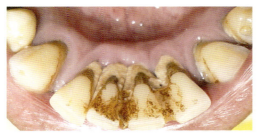

図1 術後合併症のリスクが高い口腔内の一例①
心臓外科手術実施予定の患者．下顎舌側に板状に歯石が付着している．

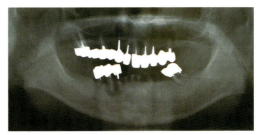

図2 術後合併症のリスクが高い口腔内の一例②（パノラマX線写真）
下顎の残存歯は重度の歯周病であり，挿管時に抜ける危険性が高いと判断され，術前に抜歯された．
右下の犬歯・小臼歯にも炎症がみられ，感染性心内膜炎や手術創部の感染のリスクが高い．

表1 術前の確認項目

- 口腔内疾患の有無
- いつ歯科治療を行ったか
- 義歯使用の有無
- 動揺歯，鋭利な歯，破折歯，充填物の脱離の有無
  （特に上顎前歯は挿管時に器具があたりやすい）
- 開口が問題なくできるか
- プラーク，舌苔，口臭の有無

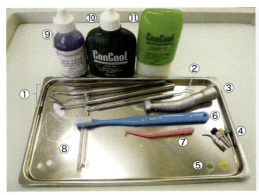

・歯科用ミラー・ピンセット（①）
・ハンドスケーラー（②）
・超音波スケーラー
・PMTC用コントラハンドピース（③）
・ラバーカップ，ポリッシングブラシ，円錐型のラバーチップ（④）
・研磨用ペースト（⑤）
・歯ブラシ（⑥）
・歯間ブラシ（⑦）
・ポイントブラシ
・デンタルフロス（⑧）
・プラーク染め出し液（⑨）
・クロルヘキシジン入り洗口液（⑩）
・フッ化物入りジェル状歯磨剤（⑪）

図3 専門的歯面清掃で使用する物品（下線部は歯科専用）

掃（PMTC）や口腔衛生指導（TBI）を行います（図3，4，表2）．

4）手術当日の朝（病棟）

　セルフケアによるブラッシング後，看護師がプラークや食物残渣の付着状況を確認します．最後にグルコン酸クロルヘキシジン（殺菌剤）配合洗口液（コンクールF®/ウエルテック）またはポビドンヨード含嗽液で洗口します．

①洗口
　希釈したコンクール F® で，約 15 秒間ぶくぶくうがいをする．
②プラークの付着状況の確認
　プラーク染め出し液を用いて，プラークの付着状況を確認する（図 4-a）．染め出し液はプラークを赤く染色するため患者も付着部位を確認しやすい．
③プラーク，歯石の除去
　・ハンドスケーラーや超音波スケーラーで歯石を除去した後，歯面研磨を行う（図 4-b，c）．
　・ジェルコート F®（ウエルテック）を使用しブラッシング（仕上げみがき）を行う．
　・歯間ブラシ，フロスを用いて歯間部のプラークも除去する．
④洗口
　希釈したコンクール F® で，約 15 秒間ぶくぶくうがいをする．

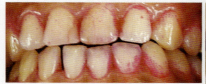
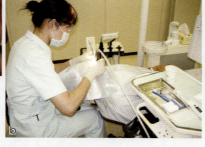
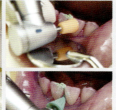

図 4　歯科外来での歯科衛生士による PMTC（専門的な歯面清掃）

表 2　歯科衛生士が行っている口腔衛生指導（TBI）の内容

- 術前のセルフケアによるブラッシングの重要性の説明
- ブラッシング方法の確認
- 手術直前のブラッシングや洗口についての説明
- 義歯の保管や清掃方法の説明

5) 手術後（ICU）

　手術後，容態が落ち着いてから歯科衛生士が口腔内の観察を行います．口腔乾燥がみられる場合は，微温湯に浸したスポンジブラシで口腔内を湿潤させます．

6) 抜管後や食事開始前（ICU，一般病棟）

　看護師が微温湯に浸したスポンジブラシによる粘膜ケアを実施し，可能であれば含嗽を行います．なお，挿管が長期になる場合は，歯ブラシも使用したケアを実施します（「第 4 章　7．人工呼吸器装着患者への対応」参照）．

7) 一般病棟転棟後

　退院前に，歯科衛生士（あるいは看護師）がセルフケアによるブラッシングで保清が継続されているかを確認します．

病院に歯科がない場合も，可能であれば手術決定後（入院前）にかかりつけ医で歯科治療やPMTCを受けることが推奨されます．また，看護師による術前の口腔内観察，セルフケアによる口腔衛生状態の確認は重要であり，もし時間に余裕があれば，歯科衛生士が行っている口腔衛生指導の内容を看護師から患者に伝えると，患者のモチベーションの向上につながると思います．

文献
1）塚本敦美（研究協力者），他：周術期に関する研究　手術前のPMTC，TBIに対する満足度調査．「入院患者に対する包括的口腔管理システムの構築に関する研究」（分担研究者：寺岡加代）．pp.40-47，財団法人8020推進財団，2006.

POINT

- 入院前・手術前に歯科を受診し，治療や口腔清掃を実施することは，入院中・術後の口腔内疾患の予防につながり，入院中の口腔衛生管理も容易になります

- 歯科受診の有無を問わず，看護師による術前の口腔内観察，セルフケアによる口腔衛生状態の確認は重要です

COLUMN ❷ 周術期の口腔機能管理の重要性

● 術後合併症の予防に対する診療報酬「周術期等口腔機能管理料」

　近年，がんなどの手術前後に口腔内を清潔に保つことにより，誤嚥性肺炎など術後合併症の発生を抑制できることが明らかとなり，2012（平成24）年度の診療報酬改定で「周術期口腔機能管理料」（2019年2月現在は「周術期等口腔機能管理料」に呼称変更）が新設されました．これは，地域包括ケアシステム構築に向けて医科歯科連携をよりいっそう推進し，周術期等の口腔機能管理の充実を図るために設けられた歯科の診療報酬であり，歯科が周術期の早期から口腔機能管理にかかわることによって術後の感染症や肺炎を予防するものです．

● 周術期等口腔機能管理料の対象手術

　平成30年診療報酬改定で対象手術の範囲が拡大し，2019年2月現在，以下のような手術が適応とされています．

- ・頭頸部領域，呼吸器領域，消化器領域等の悪性腫瘍の手術
- ・心臓血管外科手術
- ・人工股関節置換術等の整形外科手術
- ・臓器移植手術
- ・造血幹細胞移植
- ・脳卒中に対する手術

● 歯科による周術期口腔機能管理の実施内容

　歯科による周術期口腔機能管理は，手術を実施する診療科または医療機関から依頼を受けて行われます．依頼を受けた歯科（歯科医院）では表1に示すような治療・処置が行われます．

　歯科への依頼のタイミングについて，診療報酬上は手術・治療開始後から歯科が介入する場合も算定可能ですが，歯科治療には一定の期間や設備を要するため，手術・治療のスケジュールへの影響を考慮すると，手術・治療の予定が決まった時点でできるだけ早く歯科に依頼するとよいでしょう．特に周術期口腔機能管理を積極的に勧めるべきケースを表2に示します．

　当院（藤枝市立総合病院）の心臓外科では，緊急手術の場合以外は手術日が決定次第，歯科に周術期口腔機能管理が依頼され，対象患者の多くは手術の約1カ月前には歯科を受診しています．感染源になる歯の治療や動揺歯の抜歯等が必要な場合は，手術に影響がないように早めに行っています．その他の術前患者は，入院手続き完了後や入院時に歯科依頼され，術前に動揺歯の抜歯や固定を行います．

　化学・放射線療法を受ける患者については，治療が決定してから歯科依頼がなされます．化学・放射線療法が併用されるケース，口腔粘膜炎の出現頻度が高い抗がん剤を使用しているケース，放射線療法で顎骨も照射域に含まれるケースなど，合併症のリスクが高いと考えられる場合に依頼されます．

● 周術期の口腔機能管理の効果

　周術期の口腔機能管理は，術後肺炎，手術部位感染，口腔粘膜炎などの術後合併症を抑制あるいは早期に改善させるのみならず，化学・放射線療法時の有害事象の減少による治療完遂率

COLUMN ❷ 周術期の口腔機能管理の重要性

表1 歯科で行われる周術期口腔機能管理の例

歯科医師が実施	歯科衛生士が実施
・動揺歯の固定 ・う蝕の仮充填 ・抜歯 ・義歯調整・修理	・ブラッシング指導 ・歯石除去，専門的機械的歯面清掃，義歯洗浄 ・周術期口腔ケアの説明，術前後や化学・放射線療法中のセルフケア方法の説明 ・術前後，化学・放射線治療中の口腔ケアと経過観察

表2 周術期口腔機能管理を積極的に勧めるべきケース

■口腔に問題がある場合
- う蝕や歯周病が未治療のまま放置されている
  （動揺歯，歯肉出血，腫脹，歯痛，脱離しそうな充填物がある）
- ブラッシングの習慣がない，あるいは麻痺などがありブラッシングが不十分である
- 義歯を使用していない，あるいは不適合な義歯を使用している
- 口腔乾燥がみられる

■合併症のリスクが高いと考えられる場合
- 感染防御機能が低下しやすい
- 誤嚥しやすい
- 絶食中である，あるいは長期の絶食が予想される
- 手術創が口腔や咽頭である
- 長期の気管挿管が予想される
- 顎骨壊死のリスクが高い
- 口腔粘膜炎が出現しやすい抗がん剤を使用する
- 放射線療法で顎骨も照射域に含まれる

の向上，感染性心内膜炎などの感染症の予防にもつながります．また，口腔機能・口腔環境の向上により患者のQOLが向上し，看護師の口腔ケアの負担も軽減します．

●歯科との連携が困難な場合

　これまで述べたように，歯科による周術期口腔機能管理には大きな意義がありますが，さまざまな事情から歯科に依頼できないケースもあることでしょう．そのような場合は，看護師による口腔内の観察や口腔ケアがより重要になります．口腔内をLEDライトで照らすなどして，特に次の点に注意して観察し，気になる所見があれば医師に報告しましょう．

- 義歯使用の有無
- 動揺歯，鋭利な歯，破折歯はないか
- 脱離しそうな充填物（詰め物）がはないか
- 開口が問題なくできるか
- 口腔内が汚染されていないか（プラーク，舌苔，口臭など）

9. 化学療法中の患者への対応

　がん治療における化学療法は，骨髄抑制や免疫機能の低下を起こし，がん細胞のみならず正常細胞にもダメージを与えます．骨髄細胞，毛包，上部消化管の上皮粘膜（口腔粘膜を含む）は，抗がん剤による細胞毒性の影響が早期に出るため，治療開始後10日から2週間でそれぞれ骨髄抑制，脱毛，口内炎といった副作用が現れます．

　化学療法中の患者において発生頻度が高い口腔内のトラブルとしては，口内炎，歯肉出血，粘膜潰瘍形成などがあげられます[1]．本項ではこれらの症状の予防や，症状が発生した場合の対応，ブラッシングを中止すべき場合などについて解説します．

口腔ケアのポイント

1）化学療法開始前の歯科受診

　う蝕や歯周炎などの治療がなされていない状態で化学療法を開始すると，口腔内の疼痛や腫脹などの局所的な感染症状が全身的な感染へと重症化するおそれがあるため，化学療法開始前の口腔内診査，歯性感染巣の除去，口腔衛生指導が必要です．特に，5-FU（フルオロウラシル）投与中の患者，頭頸部がん，食道がん，胃大腸がん，血液悪性疾患患者は口腔内の合併症の発症頻度が高いため，化学療法開始前の予防はとても重要です．

2）化学療法開始後の問診・観察

　（1）問診：口腔に関連する以下の項目について確認します．
- 口内炎の有無
- 疼痛や出血の有無
- 味覚異常の有無
- 嚥下困難やむせの有無
- 食事の摂取状況

　口内炎，味覚異常などを発症する前には，患者が「ピリピリ感」や「味がしみる」などの変調を訴えることがあります．また，口腔乾燥を訴える患者は，「灼熱感」や「ひりひり感」を訴えることが多いため，これらの訴えがあった場合は化学療法に伴う口腔内トラブルの発生が疑われます．

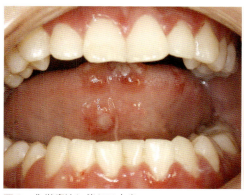
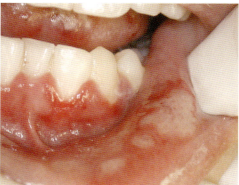

図1　化学療法に伴う口内炎
舌と頬粘膜に口内炎が認められ，歯肉炎も起こしている．

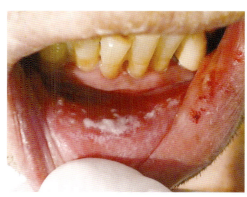
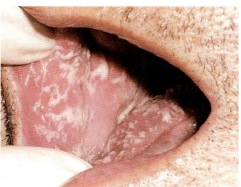

図2　カンジダ症
頬粘膜から口蓋，咽頭にかけて白斑状の付着物があるように見える．

(2) **口腔内の観察**：特に注意して確認すべき点は以下のとおりです．
・口腔衛生状態（食物残渣の付着や分泌物の固着）
・歯・歯周組織（う蝕や歯肉の腫脹など）
・口内炎の有無（図1）（化学療法に伴う口内炎の好発部位である頬粘膜・舌側縁・軟口蓋・咽頭部を特に注意深く観察する．口内炎が見られる場合は，部位，大きさ，出血の有無を観察する）
・カンジダ（図2），ヘルペス性口内炎の有無
・口腔乾燥の有無
・舌苔の有無

(3) **確認事項**：口腔ケアを実施する前に以下の点について確認しておきましょう．
・含嗽状況
・義歯を使用している場合は使用状況

・歯ブラシの使用状況や方法（歯ブラシの毛先がヘッドの幅よりも開いているものは清掃効率が悪いため交換を勧める）

3）ブラッシング

　ブラッシング方法や清掃用具は，患者の全身状態，口腔内，ブラッシング習慣を考慮して選択し，セルフケアで保清が継続できるように努めます．一例として，当院での対応を以下に示します．

　（1）化学療法開始前や化学療法中に口腔粘膜に異常がない場合：患者が持っている歯ブラシを使用します．歯ブラシをペングリップで持ち，ブラッシングの力加減に注意し，鏡を見ながら歯ブラシを歯面に垂直に当てて小刻み（歯を一本ずつみがくような感じ）に動かします．

　義歯を装着している場合はクラスプ（義歯のバネ）部分，義歯と残存歯の間に食物残渣が付着していることがあるので，義歯をはずしてブラッシングします．義歯に付着した食物残渣も歯ブラシを使用して流水下で除去します．

　麻痺やリウマチがあり，ブラッシングが困難な場合は，家族による仕上げみがきや電動歯ブラシの使用を勧めます．歯間ブラシやフロスは出血の原因になるおそれがあるため，通常はあまり使用しませんが，日常的に歯間ブラシを使用していて慣れている患者に対しては，使用している歯間ブラシよりも細いタイプを勧めることもあります．

　口腔粘膜炎の出現頻度が高い抗がん剤治療を受けている場合には，抗がん剤開始日から粘膜保護を目的としてアズレン製剤を使用したうがいを1日5～8回（起床時，食後，食間，就寝前など）行います．500mLペットボトルにアズレン製剤と水を入れた含嗽剤を作製し，1日で使い切ってもらいます．

　（2）化学療法が開始され，口腔粘膜に痛みがある場合：歯ブラシやタフト24エクストラスーパーラソフト（以下，タフトESS/オーラルケア），アズレン製剤を使用します．表面麻酔入りの含嗽剤が使用できる場合は口内炎の疼痛対策として使用し，含嗽後にタフトESSを使用してブラッシングを行います〔ブラッシング方法は（1）と同様〕．表面麻酔入り含嗽剤とは，4％キシロカインと水500mL・アズレンスルホン酸ナトリウムを混合・希釈したものです．これを食直前やケア直前に1回10mLをゆっくりと1～2分間口腔内に含み（可能であれば含嗽液を口腔内で上下左右に動かす），吐き出します．

　また，咽頭炎がある方では，粘膜保護のために食前にアルギン酸ナトリウム（アルロイドG/カイゲンファーマ）を使用しています．

　化学療法中の患者は歯磨剤のにおいが気になる場合があること，また，市販されている歯磨剤に含まれている発泡剤（ラウリル硫酸ナトリウム）は口腔粘膜への刺激性があることから，歯磨剤の使用は勧めていません．2018年より販売が開始され，歯科より処方可能となった局所管理ハイドロゲル創傷被覆・保護材「エピシル®口腔用液」（ソレイジア・ファーマ）は，口腔粘膜に適量を滴下塗布すると，数分で口腔粘膜の水分を吸収してゲル状になり，物理的バリアが形成され，口内炎に伴う疼痛を管理・緩和します．

　（3）全身倦怠感や嘔気がある場合：全身倦怠感が強い，または嘔吐している場合は無理をせず，

> **ADVICE　味覚異常への対応**
>
> 　当院の管理栄養士は、「味がない」「味が薄い」など味覚の減退の訴えがある患者さんには、以下のような工夫をしています。
> ・一時的に塩味をやや強くする
> ・味にアクセントをつける
> ・「だし」をきかせる
> ・酸味をきかせる
> ・さましてから食べる

調子が良い時にブラッシングするように指導します．歯ブラシの挿入やブラッシングによって嘔気が起きる場合は，顎を引いて下を向くようにし，開口量を少なめにして歯ブラシを挿入すると良いでしょう．舌側臼歯部をみがく際に歯ブラシを使用すると，ヘッド部分が舌を刺激してさらに嘔気を助長するので，ポイントブラシ（プラウト®/オーラルケア）の使用を勧めています．

　(4) **出血傾向がある場合**：抗がん剤の副作用である骨髄抑制によって血小板数が減少すると出血傾向となります．歯周炎や口内炎などの痛みや出血によりブラッシングができず，口腔清掃不良となり，歯周炎がさらに悪化するといった悪循環を予防するため，適切なブラッシング指導を行いましょう（「第4章　4．出血傾向がみられる患者への対応」参照）．出血傾向がある場合は歯ブラシの使用を中止している施設もあるようです．

　当院においても，歯周組織を傷つけることなく管理ができ，歯肉から自然出血が認められない場合にはブラッシングを継続しますが，血液検査で血小板数 20,000/μL，白血球数 1,000/μL 以下の患者へのブラッシングは中止しています．

　(5) **セルフケアが困難な場合**：痛みがある場合は，表面麻酔入りの含嗽剤での含嗽（含嗽できない場合は綿球などで塗布）後に，軟毛歯ブラシやポイントブラシでブラッシング，スポンジブラシや綿球を使用して口腔粘膜を清掃し，最後に保湿剤を塗布します．

4) 口腔乾燥への対応

　化学療法中の患者は，抗がん剤による唾液分泌機能低下，疼痛や粘膜の接触痛による経口摂取量の減少，嘔吐や下痢による脱水が原因で唾液の分泌が低下し，口腔乾燥を起こしやすい状態にあります．口腔乾燥がみられたら，アズレン製剤での頻回の含嗽や，口唇へのワセリン，リップクリームの塗布などを行います．

　口腔乾燥が強い場合は保湿剤も併用しますが，患者に数種の保湿剤を試してもらい，好みに合ったものを使用しています．ジェルタイプよりも，流動性があり携帯できるスプレータイプの保湿剤が好評のようです．

5) 味覚異常のある場合のケア

　味覚の変化は，抗がん剤を受ける患者の3〜7割にみられる副作用です．抗がん剤により味蕾細胞がダメージを受けることによる味覚異常に加え，亜鉛不足や心因性，舌苔，口腔カンジダ

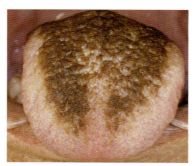

図3 黒毛舌

症，口腔乾燥などによって起きている場合もあります．

舌苔の付着や黒毛舌（図3）により味覚異常がみられる場合は，舌に保湿剤を塗布した後，軟毛歯ブラシ（タフトESSなど）を使用し，傷つけないように奥から手前に歯ブラシを動かして除去します．なお，カンジダ感染による黒毛舌は抗真菌薬の服用により改善がみられます．

ブラッシングを中止すべき場合

化学療法中の患者への口腔ケアでは，以下のような場合にはブラッシングを中止し，含嗽や綿球による清掃で対応しています．

- 多臓器からの出血，血尿，点状出血斑などがみられる場合
- 出血傾向が強い場合
- 激しい悪心・嘔気などがある場合
- 重症の口内炎があり，患者が歯ブラシなどの接触により強い痛みを訴える場合
- そのほか主治医が中止すべきと判断した場合

文献
1) 大田洋二郎：口腔トラブルの緩和治療．がん看護，7（4）：294-296，2002．

POINT

- 化学療法中の患者において発生頻度が高い口腔内のトラブルとして，口内炎，歯肉出血，粘膜潰瘍形成などがあげられます
- 歯科治療がなされていない状態で化学療法を開始すると，口腔内の局所的な感染症状が全身的な感染へと重症化するおそれがあるため，化学療法開始前の口腔内診査・治療，口腔衛生管理は重要です
- どのような場合にブラッシングを中止すべきかも理解しておきましょう

10. 高次脳機能障害患者への対応

　脳の損傷により失語や失行，失認，記憶障害などさまざまな障害を呈する高次脳機能障害は，口腔衛生管理や摂食嚥下にも大きな影響を及ぼします．口腔ケアにおいては，症状に合わせたケアや道具選び，介助時の工夫が求められます．

高次脳機能障害が口腔・摂食嚥下に及ぼす影響

　脳血管障害や頭部外傷などに伴う高次脳機能障害は，失語，失行，失認，記憶障害，注意障害，遂行機能障害，社会的行動障害などさまざまな症状を呈します[1]．意欲や覚醒度の低下，意思の疎通，指示の理解ができないといった症状は，口腔衛生管理や改善にも大きく影響[2]し，高齢者や嚥下障害を有する場合には栄養状態の悪化や誤嚥性肺炎のリスクも高まります（表）．

表　高次脳機能障害による摂食嚥下への影響

障害の種類	症　状	摂食嚥下への影響
失　語	言語理解困難，言語表出困難	摂食条件指示を理解することが困難
失　行	道具の使用が困難	自力摂取が困難 嚥下失行による嚥下困難
失　認	視覚・聴覚・触覚などの理解ができない	自力摂取が困難
半側空間無視	一側（おもに左）の物や人を無視する	食べ残ししやすい
記憶障害	新しいことを覚えられない 何度も聞き返す	摂食条件が覚えられない 食べたことすら忘れる
注意障害	気が散る 同時に二つのことができない	嚥下の意識化（think swallow）が困難
遂行機能障害	計画を立てて行動できない いきあたりばったり	適切な食事の摂取への影響 一点食い
感情コントロール障害	場違いに怒ったり笑ったりする	think swallow が困難
固執性	一つのことにこだわって，変えることができない	一点食いを起こしやすい 食形態へのこだわりから拒食
意欲・発動性低下	自分で何もしようとしない ボーっとしている	食事を食べようとしない
易疲労性	疲れやすい	自力摂取での耐久性が低い

〔片桐伯真：外傷性脳損傷．「摂食嚥下リハビリテーション 第3版」（才藤栄一，他監修）．p.301，医歯薬出版，2016．より引用〕

しかし，高次脳機能障害は進行する認知症とは異なり，早期よりリハビリテーション（以下リハビリ）を行うことで障害を受けた部分が回復する可能性があります（意識や覚醒状態，重度の嚥下障害がある場合の口腔ケアについては，「第4章 6．経管栄養患者への対応」を参照）．介助する家族やスタッフは，本人の混乱や不安など心理面にも配慮しながらセルフケアの範囲を広げられるよう，環境調整や介助の手技統一などを図る必要があります．

口腔ケアのポイント

高次脳機能障害の患者では，歯ブラシやコップを持っても，使い方がわからず動作が起きない，口を開けられない，含んだ水をどうすればよいのかわからず保持したり飲み込んでしまうといった「失行」，「口を開けてください」などの声かけが理解できない「失語」，周りの人が気になって集中できない「注意障害」，歯みがきの手順が覚えられない「記憶障害」などがみられます．

口腔ケアでは，リハビリで行われる訓練やその習得状況（図1）なども参考に，口腔のセルフケアに向けた支援を行います．たとえば，「歯ブラシ」と言いながら歯ブラシを見せて，ゴシゴシとみがく動作で動かし方を見せるなど，声と文字・絵カード[3]などを組み合わせて動作とことばをセットで理解できるよう示しながら歯みがきの練習もします．

1）失行の症状がみられる場合

図2の患者は歯ブラシを持つことはできますが動作が起こらない失行がみられるため，歯ブ

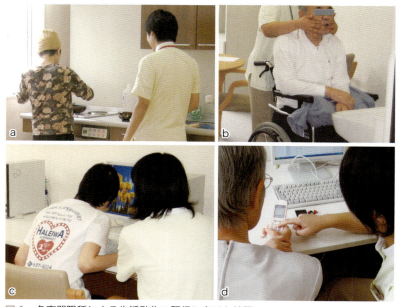

図1　各専門職種による生活動作の習得に向けた練習
a：看護師による調理練習，b：言語聴覚士による口腔リハビリテーション，
c：言語聴覚士によるパソコン操作練習，d：作業療法士による携帯電話操作練習．

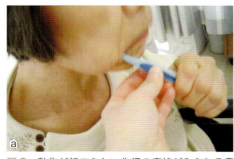
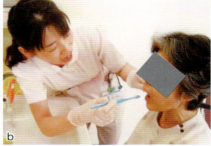

図2 動作が起こらない失行の症状がみられる患者への口腔ケア介助
a：歯ブラシを口まで誘導する．誘導時は患者の手ではなく歯ブラシの柄を持つようにする．
b：自力で歯ブラシを口腔内へ挿入することが困難な場合は挿入までを介助し，把持を促す．

ラシの口腔内への挿入を介助します．歯をみがく動作を誘導する際は，患者の手を握ると肩や肘が力み動作が制限されてしまうため，手ではなく歯ブラシの柄を持って誘導するとスムーズです．歯ブラシの持ち替えや手首の返しができない場合は，まず介助者がみがきたい部位に歯ブラシを挿入し，患者に「ここを握ってください」と声をかけ把持を促した後に，みがく動作を誘導します．

2）握力が弱い方，腕が上がりにくい方の場合

　歯ブラシの柄を太くすると安定して把持できます[4]．脳血管障害により利き手交換をした場合や関節リウマチ，パーキンソン病の人にも有用です．現在，360°毛がついている歯ブラシ「360do BRUSH®」(STBヒグチ) やT字型ヘッドの歯ブラシ「ボニカ」(ボニカ) など，歯ブラシの持ち替えや方向変換が不要な歯ブラシも市販されているため，対象者の運動機能・能力，清掃状態に合わせて選択します．

3）歯みがき時の動きが大きく，歯肉を傷つけるおそれがある場合

　単に「動きをもっと小さくしてください」と伝えても，どの程度の圧や動かし方が望ましいのかがわかりにくいため，歯ブラシの柄に鈴をつけて，鈴が大きく鳴らない程度の動作でみがくように伝えるなど，動きの目安も合わせて伝える方法が効果的です．

4）注意障害がみられる場合

　人の往来や足音が気になり歯みがきに集中できないなど，注意障害によって気が散りやすい方の場合は，洗面所に人が集まる食直後ではなく，人の往来が少ない時間帯に口腔ケアを実施するとよいでしょう．

　また，注意障害は同時に二つのことができないという症状もみられるため，たとえば，歯みがきセットを持って洗面所まで歩行で移動する場合，持つことに集中し歩行速度が遅くなったり[5]，周囲にぶつかったりするおそれがあります．安全に移動できるよう環境調整や配慮が必要です．

5）うがい時に水を含んだまま吐き出さない・飲んでしまう方の場合

　嚥下状態に注意するとともに，飲み込んでもいいように歯みがき剤を使用しないなど配慮しま

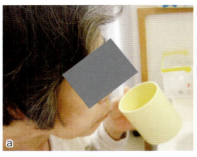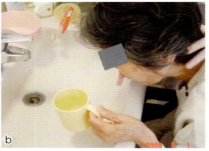

図3 うがいの練習
a：うがい時に水を含みぶくぶくすることはできるが，吐き出す動作が起きない．
b：頭頸部をやや前屈させ，「ここに吐いてくださいね」と吐く場所を指差し誘導する．
患者の習慣・生活歴などの情報を収集し，本人にとってわかりやすい言葉かけに努める．

しょう．吐き出しの練習時は，「ここに吐いてくださいね」と吐き出す場所を指差したり，軽く手を添えて頭頸部を前屈させるなどして誘導します（図3）．吐き出さず口腔内に保持したままの場合は，前屈姿勢をとり，口角を介助者の指で下に下げて吐き出せるよう介助します．

6）半側空間無視（失認）がみられる場合

半側空間無視（失認）は右脳半球の損傷で左側麻痺となった患者に多く出現し（左側空間無視），頸部は右側を向いています．口腔内も左側に食物残渣[6]が貯留しやすく，ブラッシング不足などによるう蝕や歯肉の炎症などもみられます．

多くの食渣がみられる場合は右手の指でかき出して[7]もらいます．その場合，左から声かけや刺激を行い，頸部や体幹の左側への回旋を促したり，壁やカーテンなどで右側の情報を減らす・遮断することによって左側を視認できるようにします．また，患者が視認できる場所に置いた歯ブラシやコップを徐々に左へ移動させ，眼球運動を促していきます．

口腔ケアにおける訓練

口腔ケアにおける訓練は本人のストレスにならないよう，関心やなじみのあるもの，認知しやすいもの，手順が簡単なものにし，多職種と訓練情報を共有しながら進めていきます．

また，自身で義歯の着脱ができるように練習する際には，本人が認識しやすい目印を決めて安全な着脱方法を習得します（図4）．介助を行う場合は，義歯を挿入する手の方向に介助者が手を添えて誘導します（図5）．麻痺がある方の場合，麻痺側を義歯に巻き込みやすいため，麻痺側の口角から確実に挿入できるように鏡で確認しながら行います（図6）．口腔周囲の筋力アップも兼ねてリハビリを取り入れることで，咀嚼筋力の向上にもつながります（図7）．

文献
1）才藤栄一，他監修：摂食嚥下リハビリテーション．第3版，医歯薬出版，2016．
2）今井美季子：口腔ケアの手順．リハビリナース，7（5）：452-459，2014．

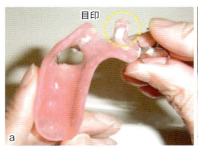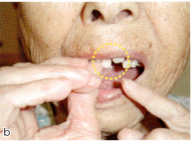

図4 義歯の着脱の練習
a：本人が認識しやすい目印を決める．
b：目印を前歯と前歯の間に合わせるだけで定位置に装着できる．

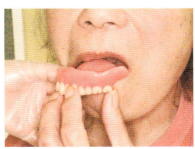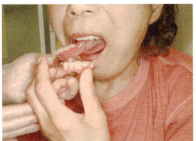

図5 義歯の着脱時の介助
装着する方向で義歯を持つよう介助し，そのまま口腔内に誘導する．

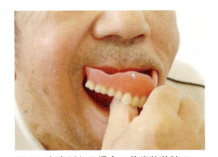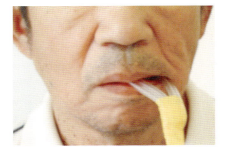

図6 麻痺がある場合の義歯装着時のポイント
装着時に麻痺側を義歯に巻き込みやすいため，義歯の中央を持ち，麻痺側の口角を伸ばしてから挿入する．

図7 口腔周囲筋の筋力アップのためのリハビリ
麻痺側の口角や頬を引いて噛む．

3) 田井ひとみ，他：高次脳機能障害患者に対してブラッシング指導を行った4例．障害者歯科，35（2）：151-158，2014．
4) 濱元一美：歯科衛生士のための口腔介護実践マニュアル．pp.93-100，メディカ出版，2012．
5) 沖田啓子：高次脳機能障害と口腔ケア．オーラルケアメイト，（6）：1-5，2016．
6) 安達吉嗣：口腔ケア応用編．「JJNスペシャル これからの口腔ケア」（鈴木俊夫，他編）．pp.116-120，医学書院，2003．
7) 小山珠美，他監修：脳血管障害による高次脳機能障害ナーシングガイド．第3版，pp.289-299，日総研出版，2015．

第4章 状態別 口腔ケアテクニック

ADVICE 義歯管理の一工夫

　通常，回復期・生活期は，咀嚼による栄養の確保や口腔周囲筋の廃用予防，コミュニケーションや審美性などを目的として義歯を装着しますが，義歯の保管や誤飲，紛失には細心の注意を払いましょう．義歯の管理についてはカンファレンスや申し送りで情報を共有していると思いますが，スタッフステーションや洗面所に義歯一覧表を掲示したり，歯みがきセットのコップに目印をつけて注意事項などを書き添えておくと他職種も容易に確認ができ，紛失や事故の防止に効果的です（図8）．

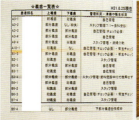
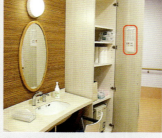
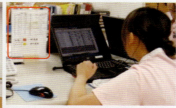

「義歯一覧表」患者名と義歯の種類，管理状況・清掃や衛生状況を一覧でまとめたもの

洗面所の戸棚の目線の高さに掲示

スタッフステーションの見やすい場所に掲示

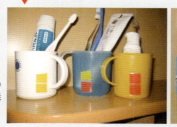
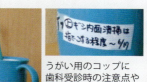

患者さんのコップに，上下の義歯の種類（総義歯か部分義歯か）が一目でわかるようマークしている．

うがい用のコップに歯科受診時の注意点や実施期間を貼付

図8　義歯管理のための工夫

POINT

- 高次脳機能障害の症状は多岐にわたり，口腔衛生管理や摂食嚥下にも大きな影響を及ぼします

- 高次脳機能障害に対する他職種のアプローチやリハビリを参考にして，患者さんの症状に合わせて工夫しながら支援し，セルフケアの範囲を広げていきましょう

- 口腔ケアに口腔リハビリを取り入れる場合は，患者の習慣や生活歴なども考慮して，患者にとって認知しやすく，手順が簡単なものにしましょう

11．認知症患者への対応

　認知症は，脳の疾患が原因で認知機能（記憶，判断，計算，理解，学習，思考，言語などの機能）が低下し，日常生活や社会生活に支障をきたす状態をいいます[1]．認知症は，高齢者のみならず若年者においてもさまざまな疾患に伴って出現します．日本の高齢者では，「アルツハイマー型認知症」（約50〜60%），次に「血管性認知症」（約20〜30%），「レビー小体型認知症」（5〜10%），「前頭側頭型認知症」（約1%）の順に多く，これらは4大認知症[2]とよばれています．
　本項では，認知症の方への口腔ケアにおける留意点や，認知症の原因疾患の特徴を考慮した口腔ケアの方法を紹介します．

認知症の症状

　認知症の症状には，すべての認知症患者に認められる「中核症状」と，身体の具合や環境の影響を受けて発症する「周辺症状」があります[3]（図1）．うつ状態やせん妄，焦燥などの周辺症状には薬物療法が用いられる場合があり，その副作用として覚醒状態や嚥下に影響[4]がみられることがあります．また，体調不良や不安，孤立感，不快感，不適切な対応，混乱などの環境因子によって周辺症状が助長されるおそれがあるため，環境を整えることも重要です．
　近年では，認知症患者や高齢者，支援を必要とする方の視点・立場に立って理解し，"その人らしさ"を尊重し生活を支える支援「パーソン・センタード・ケア」[5]や，フランスでうまれた認知症介護の技術「ユマニチュード」[6]が注目され，これらの考え方も取り入れた個別ケアの実践が求められています．

認知症の原因疾患別の特徴

　軽度の認知症患者であっても，歯みがきや義歯清掃などのセルフケアが困難な場合があり，う蝕や歯周病も多い[7]といわれています．また，認知症患者は痛みや口腔の不具合の訴えが少ないため，口腔の問題発見が遅れがちです（図2）．認知症を発症する前から口腔ケアを習慣化しておくことが重要ですが，口腔環境の維持・改善には家族による介助や歯科医療者によるケアが欠かせません．

第4章 状態別 口腔ケアテクニック

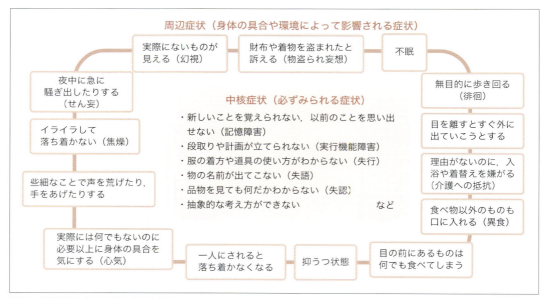

図1 認知症の中核症状と周辺症状
(全国歯科衛生士教育協議会監修：最新歯科衛生士教本 高齢者歯科．第2版，p.63，医歯薬出版，2016．をもとに作成)

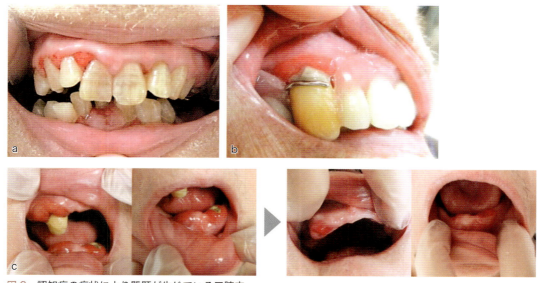

図2 認知症の症状により問題が生じている口腔内
a：自分で歯みがきはできるが，歯ブラシを右手に持っているため，みがきやすい左側ばかりみがいている例．そのため，口腔清掃が不十分な右側に歯肉の発赤がみられ，右側をみがくと出血・痛みが生じる状況となっている．
b：部分義歯を外す時に痛みがあり，外そうとしても拒否が強い例．その結果，部分義歯装着部周囲の衛生状態が不良となりプラークが溜まり，さらに炎症が悪化するという悪循環となっている．
c：(左) 脳卒中後の後遺症がみられる例．発語はないが首ふりでYes/Noの返答が可能である．経管栄養で口腔ケアは全介助である．残存歯の破折により義歯が不適合となり，入所後も外したままの状態が続き，長期にわたり微熱がみられる．(右) 抜歯1カ月後．口腔ケア時の開口にも協力的になった．

134

表 認知症の原因疾患別の特徴と口腔ケア

原因疾患	特徴 認知症の中核症状, 神経学的所見	特徴 口腔セルフケア	特徴 口腔・嚥下機能	口腔ケアのポイント
アルツハイマー型認知症	・記憶障害：近時記憶・エピソード記憶の障害 ・認知障害：失語・失認・失行 ・実行機能障害 ・視空間認知障害 ・運動／感覚機能は保持	[初期] ・実行機能障害：口腔清掃の自立度低下 [中期] ・失認・失行・空間認知障害：歯ブラシを認知できなかったり, 使い方がわからず, 口腔ケアを始められない. 義歯の上下の区別がつかない ・注意障害：環境からの過剰刺激で口腔ケアを中断 [後期・末期] ・口腔失行：口に含んだ含嗽水を吐き出せない, 口が開かないなど	[初期・中期] ・歯の欠損 ・食塊移送時間の遅延, 嚥下時間の遅延 [後期・末期] ・口腔乾燥 ・嚥下障害	[初期・中期] ・口腔ケア行為の始まりや場(洗面所)を支援することで, セルフケアを保持し, 不十分なところのみ介助, 歯の欠損の予防 ・義歯装着時は, 上・下顎義歯がわかるように手渡す [後期・末期(重度期)] ・フレーバーを活用した口腔ケア ・保湿ケアによる口腔乾燥の防止 ・嚥下リハビリテーション ・専門的口腔ケアによる誤嚥性肺炎の予防
血管性認知症	・段階的に症状が進行 ・神経学的所見：麻痺・拘縮, 失語症, 情動的不安定性, 嚥下障害など(脳の損傷部位・程度により症状が異なる) ・歩行障害：幅広歩行	・麻痺：ブラッシング行為がうまくできない ・半側空間失認(無視)：注視していない部分がみがけない	・嚥下障害：食塊形成と咀嚼力の低下, 咽頭への移送障害, 舌骨・喉頭運動の低下 ・麻痺側に食物残渣 ・不顕性誤嚥	・利き手が麻痺の場合には口腔ケア自助具の活用, みがき残し(特に麻痺側)の支援 ・専門的口腔ケアによる誤嚥性肺炎の予防 ・咀嚼・嚥下リハビリテーション
レビー小体型認知症	・進行性の認知機能障害 以下 1)～3)に 2つ以上該当 1) 注意力と覚醒の変動を伴う認知機能の変動 2) 幻視(人物や小動物など) 3) パーキンソン病様症状 ・視空間認知障害 ・レム睡眠行動異常症(RBD)	・注意力障害と認知機能の日内変動：口腔ケアができる時とできない時がある ・視空間認知障害：距離が正確につかめず鼻に歯ブラシを運ぶなど ・パーキンソニズムによる振戦・無動などによる中断	・嚥下障害(ドパミンによる嚥下反射の低下) ・抗精神病薬への過敏性による誤嚥性肺炎のリスク	・できる時とできない時で口腔ケアの介助量を変え, 過剰な援助とならないように注意 ・視空間認知障害がある時には, 歯ブラシを口に運び入れる部分の支援 ・嚥下訓練(アイスマッサージなどによる嚥下反射の誘発) ・抗精神病薬などの薬物の調整 ・専門的口腔ケアによる誤嚥性肺炎の予防
(前頭側頭型認知症)前頭側頭葉変性症	・脱抑制：立ち去り行動, 「わが道を行く」行動 ・常同行動(毎日, 定刻に同じ言動を繰り返す), 周回 ・自発性の低下(無関心) ・被影響性の亢進 ・記憶や視空間認知は比較的保持	・脱抑制・被影響性の亢進：口腔ケアの途中で立ち去る ・味覚の変化：甘い物が嫌いだった人が好むようになりう歯	・嚥下障害や呂律の障害といった筋萎縮性側索硬化症の症状を伴うものもある	・常同行動を活用して, 日課への口腔ケアの組み入れ ・被影響性の亢進を活用し, 口腔ケア(ブラッシングなど)のモデルを示す ・甘い物を好む場合, 甘い小児用キシリトール系歯磨きジェルの活用 ・嚥下障害がある場合の誤嚥性肺炎の予防

〔山田律子：認知症高齢者における口腔ケア.「高齢者の口腔機能とケア」(財団法人長寿科学振興財団編), p.128, 長寿科学振興財団, 2009. より引用〕

口腔ケアの介助は, 認知症の原因や特徴[8]・重症度などをふまえて行います(表). 本人の能力をアセスメントするとともに[9], 不安を増長させないため, 患者の視力や聴力に合わせてわかりやすい声かけや表情・しぐさを心がけます.

1) アルツハイマー型認知症

口腔のケアと摂食とのかかわりでみていくと[10], 軽度(初期)の認知機能低下では歯みがきのセルフケアはでき, 食事はムラが生じますが自己摂取は可能です. 中等度(中期)になると, 歯みがきのセルフケアが難しくなり, 食物のため込みもみられ, 自尊心を傷つけない声がけや介

第 4 章　状態別 口腔ケアテクニック

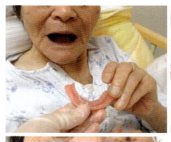
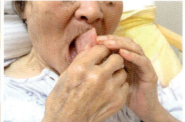
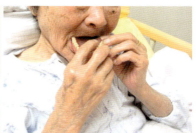
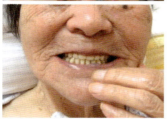

図 3　義歯着脱動作の観察による認知機能の評価
義歯を認識できるか，正しく着脱できるか，間違って着脱した場合に修正ができるかなどを評価する．

助・配慮が必要になります．また，視空間認知障害がある場合は，歯ブラシやコップを直接手渡したり口に入れやすいよう支援する必要があります．重度（後期，末期）では，日常生活全般において全介助となり経口摂取も困難になります．

　記憶障害がみられる認知症の方の場合，最初のアプローチで口腔ケアの受け入れが困難であっても，時間をあけて再度アプローチすると受け入れてくださることもあります．

　義歯使用の患者では，「上下や表裏を間違えたまま入れようとする」，「間違えた向きで入れた後，舌でくるくる転がして直そうとするので誤飲が心配」などの声も聞かれます．患者自身で修正できない場合は，義歯を把持してそのまま挿入すれば定位置に装着できる向きで手渡すなど，スムーズに装着できるよう誘導するとよいでしょう．逆に，義歯を渡した時に義歯と認識できるか，義歯の向きを上下逆に手渡した際に正しく装着できるかなどを観察することで，認知機能の評価を行うことができます（図 3）．

2）レビー小体型認知症

　レビー小体型認知症の特徴として，パーキンソン病様症状が起こり，早期から嚥下障害が生じます．口腔ケアでも食支援と同様に，日内変動や振戦が強く出る時間帯を観察し，内服薬が作用している間にケアを行うことで誤嚥予防にもつながります．

　また，洗面所の周囲や使用物品などにも工夫が必要です．たとえば，幻視（実際には存在しないものが存在しているように見える）や視覚情報の混乱がみられる場合は，模様やカラフルな色のついた歯ブラシは使用しない，いったんその場を離れるなど，環境整備や調整が必要です．ブラッシング時は，（頸部を含む）姿勢調整や上肢・手首関節の動き，誤嚥予防への対応なども併せてアセスメントが必要になります．

3）前頭側頭型認知症

　前頭側頭型認知症の方は，同じような行動を繰り返す特徴があります．そのため，行動をよく

観察してパターンをつかむことで，支援を具体化しやすくなります．パターンを利用して，「食後は洗面所へと誘導して歯みがきをする」「食後に〇〇の音楽が流れると歯ブラシを渡す，次はコップを渡してうがいをする」など介助の手技・順序を統一し習慣化できるようにします．

しかし，目に入ったものを突然取ったり，食べ物でなくても急に口に入れるなどの行動がみられることもあり，窒息のリスクがあります．ただし，その行動を制止すると暴力的になる脱抑制も特徴であるため，周囲の人やスタッフと情報共有をして，本人にストレスがかからないよう簡単な言葉やジェスチャーなどでコミュニケーションをとることが大切です．

このように，認知症の原因疾患による特徴の違いはありますが，いずれにしても，"歯みがきは心地良く，息苦しくないもの"と認識されるよう，その方にとって受け入れやすいケアの提供を心がけましょう．

認知症患者への口腔ケアのポイント

1) 動作の目的が理解できるように進める

健常な人にとっては，習慣化され単純な動作に思える「歯みがきを行う」という行為も，実際は以下のように多くの複雑な工程から成り立っています．

洗面所に移動する⇒歯ブラシを手に取る⇒蛇口をひねって歯ブラシを水で濡らす⇒歯みがき剤を手に取る⇒歯みがき剤のキャップを外す⇒歯みがき剤を歯ブラシにつける⇒歯みがき剤のキャップをしめる⇒歯ブラシを口に入れてみがく⇒みがき終わったら蛇口をひねってうがい（水を手ですくう，コップ使用など）⇒歯ブラシ（コップ）を洗う⇒道具を片付ける⇒口や手をタオルで拭く．

義歯使用者は，この工程にさらに義歯の着脱や義歯清掃・保管なども加わります．このように工程を細かくみていくと，認知症高齢者にとって，口腔ケアがとても難しい行為であることが理解できると思います．

この複雑な行為を介助するには，上記のように順を追って進めるのではなく，工程全体の目的が「歯みがき」であることをまず理解できるように進めるとよいでしょう．

たとえば，介助者が「①介助しながら上下の義歯を外す」「②口腔内を粘膜用ブラシで清掃する」「③コップを持ち，うがいをさせる」「④口腔清掃をする」「⑤介助しながら上下の義歯を装着する」という順序で口腔ケアを進めようとしても，患者は①の行為の意味や目的（何のために義歯を外すのか）を理解できなければ介助を受け入れられず，次の工程に進むこともできなくなります．

そこで，「①"歯みがきします""歯ブラシを持ちます"など短い言葉で声かけし，粘膜清掃用ブラシを見てもらう」「②（義歯を装着したままで）粘膜用ブラシを手渡す」「③本人がゴシゴシとブラシを動かし始める」「④歯ブラシが左側から右側へと移行する時の開口したタイミングで声かけをし，義歯を外す」「⑤本人はそのまま粘膜清掃を続けている」「⑥本人にコップを渡すと自

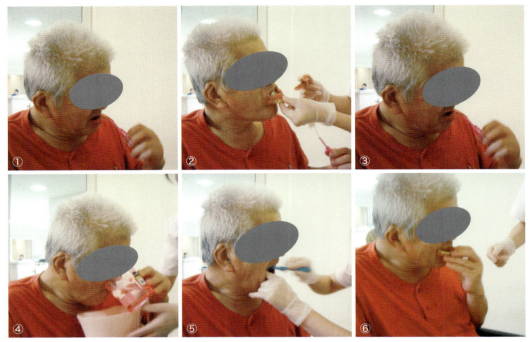

図4 認知症患者の口腔ケア介助のポイント
本症例の患者は脳出血後の後遺症があり，症状の進行に伴い拒否が強くなっていた．
①義歯はまだ外していないが，歯ブラシを手渡すと自発的に歯みがきを始めた．
②歯みがきのため口を開けているタイミングを見計らって義歯を外す．
③歯みがきを再開．
④うがいを促す．
⑤歯みがきの一連の流れのなかで清掃が不十分なところのみ介助すれば，スムーズに受け入れられる．
⑥介助者が義歯を装着しようとすると拒否が強いが，歯みがきの流れのなかで義歯を手渡せば自分で装着できる．

分でうがい」「⑦義歯を手渡すと自力で装着」というように，まず歯みがき動作から始め，その動作のなかで必要に応じて介助していくというかかわり方をすると，患者は不安や混乱なくスムーズに動作を始められ，自力でできる工程も多くなります（図4）．

　認知症により自発的には歯みがき動作ができなくても，ケア用具をセッティングすれば自分で歯みがきを開始できる，歯ブラシを手渡すと自分でみがく動作を始められる，蛇口から水を出せば自分で歯ブラシを水に濡らし口腔内に挿入する動作ができるなど，動作のきっかけがあれば自力で進められることも少なくありません．

2）安全・適切な清掃物品を選択する

　粘膜清掃に使用する「スポンジブラシ」は種類も色もさまざまです．認知機能が低下している方では，カラフルな暖色系のブラシが食べ物に見え，思わず噛んでしまうことがあります．安全性や操作方法，効果，衛生管理などにも考慮して使用しなければなりません（図5）．スポンジや物を噛むことがあらかじめわかっている場合には，より安全性の高いモアブラシ®（オーラル

図5 粘膜清掃用具の選択
おいしそうに見える暖色系のスポンジブラシ（①②）は食べ物と間違って噛んだり飲み込んだりする危険があるため，寒色系（③）のものが望ましい．接触面積が広いモアブラシ®（オーラルケア，④）は認知症や過敏のある方，栄養状態不良の方，粘膜が薄くわずかな接触で傷になりやすい方などに適している．

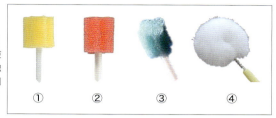

後方からのケアの継続により徐々に落ち着き，その後，前方からケアができるようになりました！

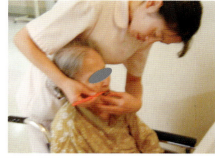

図6 後方からのケア

ケア）を勧めます．使用方法はスポンジと同様ですが，面全体で粘膜に優しく接触するため，認知症や粘膜が薄い栄養状態の良くない患者，粘膜が傷つきやすい方などにも利用できます．

口腔ケアへの協力が得られない場合の工夫

認知症に限らず，口腔ケアでは，介助者の都合や習慣，思い込みを極力排し，患者の病前の性格や生活情報を参考に，清掃能力や手順，声かけや接触時の反応，呼吸状態などを観察し，その方に合わせた方法で行うこと，また，その方法を他の介助者と共有することが大切です．

口はプライベート空間でデリケートな部分でもあるため，「口の中を見せてください」と言うと「知らない人にどうして口を見せないといけないのか！」と怒り出す人もいます．

患者の気持ちを考慮し，「口の中を見せてください」「歯みがきをします」ではなく，「お口の中を気持ちよくしましょう」「お口の周りのマッサージをしましょう」など，患者にとって心地良い表現に変えると，受け入れが良いケースがあります．また，記憶障害があっても，短時間のかかわりを積み重ね，介助者との「慣れ」や「なじみ」の関係を高めることで，ケアの受け入れが良くなることがあります．

認知症の方への口腔ケアの実施や介助において協力が得られない場合には，まず，その理由を考えてみましょう．不安感や過去の嫌な経験が原因であれば，以下のような方法が有効です．

・患者の頭部や背部を介助者の身体を使って受け止め，後方からケアを行う……介助者にもたれかかることで安心感につながり，スムーズにケアが実施できます（図6）．

第4章 状態別 口腔ケアテクニック

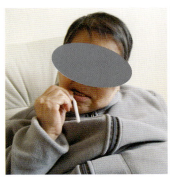
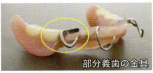
部分義歯の金具
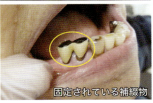
固定されている補綴物

図7 周辺症状により自身で補綴物を損傷させてしまった例
歯ブラシや歯間ブラシを使用でき，義歯の着脱もできるが，着脱ができない固定性の補綴物も外そうとしてしまう．

- **できる範囲から少しずつ行う**……過去の口腔ケアで痛み，怖さなどを経験している場合や，もともと口腔ケアの習慣がない場合などは，最初から完璧な口腔ケアを目指さず，できる範囲から少しずつ行って，まず「何ともない」（怖くない・痛くない）ことを体感してもらうと受け入れが良くなることがあります．
- **口の動き（呼吸）に合わせて歯ブラシを動かす**……息苦しさや不安を与えないようにケアを行うことが安心感につながります．スポンジブラシやモアブラシ®を使用する際も，患者の呼吸や嚥下のタイミングに合わせてブラシを出し入れすることで患者にとって快適なケアができ，苦しさや不快感からブラシを噛みちぎられるような場面は減るでしょう．
- **開口時は指で顎に軽く触れ，下顎を下げる**……下顎骨の重みと筋肉の収縮により顎は下方のみに動くため，ブラシや術者の指が噛まれることを防ぎます．
- **うがいは無理に行わない**……うがいが困難な場合は無理に行わず，粘膜清掃用ブラシで拭きあげます．また，水，お茶は飲み込んでも問題ないことを伝えます．
- **甘味の強い保湿剤を使用する**……味覚変化により甘味の強い（濃い）ものを好む場合に使用すると，受け入れが良くなることがあります．

ケアをする側も"環境の一部"となり患者に寄り添う

　う蝕や歯周病などの問題がなくとも，周辺症状によって患者自身で口腔の状態を悪化させることもあります．図7の患者は，毎食（常食）後，自分で部分義歯の着脱や歯間清掃も完璧にされる方です．しかし，認知症の周辺症状の進行に伴い，義歯を外している時も「まだ外れてない」と固定性の補綴物を義歯と思い込み外そうとするようになりました．
　はじめは爪楊枝でしたが，次はフォークでひっかけて外そうとする危険な動作がみられました．口腔内を確認すると，固定されている補綴物と歯根部の間に段差があり，家族の希望もあり歯科受診をしましたが，「歯に問題はない．認知症なので何もできない」とのことでした．その後も"歯の段差いじり"は続き，とうとう義歯のバネも変形して装着不可能になってしまったため，噛ま

なくてよい食形態に変更せざるをえなくなりました．

　咀嚼能力が良好な高齢者に比べ，そうでない群はエネルギー摂取量や緑黄色野菜・果物の摂取量が有意に少なくなり，食べやすい炭水化物の摂取量が増えるため[11]，心血管系疾患や消化器系疾患のリスクが高まります．総義歯であっても，自分の歯に比べると3割程度しか咀嚼できない[12]といわれています．このように，咀嚼能力は全身の健康と密接にかかわっているため，認知症の周辺症状による口腔機能・口腔内環境の悪化を防ぐことも，介助する私達の重要な役割です．特に口腔内がハイリスクの認知症患者では，歯科治療や摂食嚥下機能の評価について早期の段階から歯科医療者に相談し，症状に合わせた介入が望まれます．

　また，不安や徘徊のある認知症の方に対し，手を優しくさするなどのタッチングを続けるだけで，安心感により周辺症状が落ち着き，スムーズな口腔ケアにつながることもあります．ケアをする側も"環境の一部"となり，対象者の特徴を観察し，工夫しながら調整していくことが大切です．

文献
1) 鈴木みずえ監修：認知症の看護・介護に役立つ　よくわかるパーソン・センタード・ケア．p.16，池田書店，2017．
2) 全国歯科衛生士教育協議会監修：最新歯科衛生士教本 高齢者歯科．第2版，pp.61-65，医歯薬出版，2016．
3) 坂本まゆみ：根拠とコツが一目でわかる　リハビリナースがする口腔ケア．リハビリナース，7(5)：57，2014．
4) 枝広あや子：認知症患者への対応のポイント．月刊薬事，59(9)：57，2017．
5) 前掲1) p.14．
6) 本田美和子，他：ユマニチュード入門．pp.3-5，医学書院，2016．
7) 枝広あや子，他：認知症患者の歯科的対応および歯科治療のあり方．老年歯科医学，30(1)：3-11，2015．
8) 山田律子：認知症高齢者における口腔ケア．「高齢者の口腔機能とケア」(財団法人長寿科学振興財団編)．p.128，長寿科学振興財団，2009．
9) 野原幹司 編：認知症患者の摂食・嚥下リハビリテーション．p.33，南山堂，2011．
10) 平野浩彦：精神神経疾患(統合失調症，老年期うつ，認知症)．「老年歯科医学」(森戸光彦，他編)．p.201，医歯薬出版，2015．
11) 神森秀樹，他：健常高齢者における咀嚼能力が栄養摂取に及ぼす影響．口腔衛生学会雑誌，53(1)：13-22，2003．
12) 前掲9) p.85．

POINT

- 認知症の症状には，すべての認知症患者に認められる中核症状と，身体の具合や環境の影響を受けて発症する周辺症状があり，原因疾患によっても特徴・症状が異なります

- 認知症患者の口腔ケアでは患者の症状や病前の性格，生活情報に合わせた個別ケアが求められます

- 口腔ケアを拒否されてしまうなど協力が得られない場合は，まずその理由を考え，患者にとって歯みがきが心地良く，息苦しくないものになるよう工夫しましょう

COLUMN ❸ 介護予防のための口腔ケア

●高齢者の増加に伴い重要視されている「介護予防」

高齢者の増加に伴い2000（平成12）年に公的介護保険が導入され，2006（平成18）年には介護予防に関するサービスが制度化されました．介護予防は，高齢者の健康の維持・増進，要介護高齢者の重度化予防を理念として提唱され[1]，平均寿命のみならず健康寿命（健康上問題がない状態で日常生活を送ることができる期間）の延伸にも大きくかかわります．特に，中年期以降のがん・心疾患・脳卒中・糖尿病などの生活習慣病予防，疾病の早期発見・治療は，口腔衛生管理や口腔機能の維持向上につながり，肺炎予防や栄養の確保・社会参加など高齢期の心身の充実にも密接にかかわっています[2,3]．

●口腔衛生管理が行き届いている人ほど総医療費が低くなる？

高齢者の介護支援の適否を判断するためのスクリーニングのために活用されている「基本チェックリスト」（厚生労働省作成，p.143の図1）は，日常生活関連動作のほか運動器の機能や栄養・口腔機能，精神面などについて尋ねています．体力の衰えを自覚して運動器を鍛えても，筋力のもとになる栄養やそれを効率良く送り込むための口腔機能が健康でなければ十分な効果は得られません．また，口腔衛生管理が行き届いている人ほど総医療費が低いとの報告もあります（図2）．しかし，欧米に比べ日本では口腔への興味や定期健診への関心が薄く，かかりつけ歯科医をもっていない人の割合が多い現状があります．

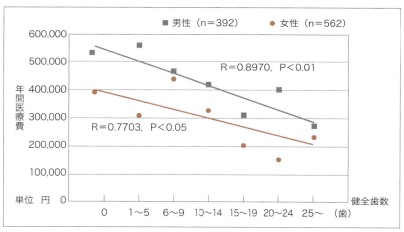

図2　健全歯数と1人平均年間医療費との関係
（有川量崇，他：高齢者における口腔状態と医療費の関連性—口腔保健向上による総医療費の低減効果について—．日本歯科医療管理学会雑誌，38（2）：118-125，2003．をもとに作成）
全国国民健康保険歯科診療施設のある26市町村に在住する80歳を対象とした調査結果．男女とも健全歯数が多いほど，1人平均の年間医療費が低いことを示している．

COLUMN ❸　介護予防のための口腔ケア

	No	質問項目	回答		得点
暮らしぶりその1	1	バスや電車で1人で外出していますか	0. はい	1. いいえ	
	2	日用品の買い物をしていますか	0. はい	1. いいえ	
	3	預貯金の出し入れをしていますか	0. はい	1. いいえ	
	4	友人の家を訪ねていますか	0. はい	1. いいえ	
	5	家族や友人の相談にのっていますか	0. はい	1. いいえ	
			No. 1～5の合計		
運動器関係	6	階段を手すりや壁をつたわらずに昇っていますか	0. はい	1. いいえ	
	7	椅子に座った状態から何もつかまらずに立ち上がっていますか	0. はい	1. いいえ	
	8	15分間位続けて歩いていますか	0. はい	1. いいえ	
	9	この1年間に転んだことがありますか	1. はい	0. いいえ	
	10	転倒に対する不安は大きいですか	1. はい	0. いいえ	
			No. 6～10の合計		➡ 3点以上
栄養・口腔機能等の関係	11	6ヵ月間で2～3kg以上の体重減少はありましたか	1. はい	0. いいえ	
	12	身長（　　cm）　体重（　　kg） BMI 18.5未満なら該当 BMI＝体重（kg）÷身長（m）÷身長（m）	1. はい	0. いいえ	
			No. 11～12の合計		➡ 2点以上
	13	半年前に比べて固いものが食べにくくなりましたか	1. はい	0. いいえ	
	14	お茶や汁物等でむせることがありますか	1. はい	0. いいえ	
	15	口の渇きが気になりますか	1. はい	0. いいえ	
			No. 13～15の合計		➡ 2点以上
暮らしぶりその2	16	週に1回以上は外出していますか	0. はい	1. いいえ	
	17	昨年と比べて外出の回数が減っていますか	1. はい	0. いいえ	
	18	周りの人から「いつも同じ事を聞く」などの物忘れがあると言われますか	1. はい	0. いいえ	
	19	自分で電話番号を調べて，電話をかけることをしていますか	0. はい	1. いいえ	
	20	今日が何月何日かわからない時がありますか	1. はい	0. いいえ	
			No. 18～20の合計		
			No. 1～20の合計		➡ 10点以上
こころ	21	（ここ2週間）毎日の生活に充実感がない	1. はい	0. いいえ	
	22	（ここ2週間）これまで楽しんでやれていたことが楽しめなくなった	1. はい	0. いいえ	
	23	（ここ2週間）以前は楽にできていたことが今ではおっくうに感じられる	1. はい	0. いいえ	
	24	（ここ2週間）自分が役に立つ人間だと思えない	1. はい	0. いいえ	
	25	（ここ2週間）わけもなく疲れたような感じがする	1. はい	0. いいえ	
			No. 21～25の合計		

図1　**基本チェックリスト**（厚生労働省作成）
基本チェックリストの結果が赤字で示す点数に該当する場合，市町村が提供する介護予防事業を利用できる可能性があるとしている．

第4章 状態別 口腔ケアテクニック

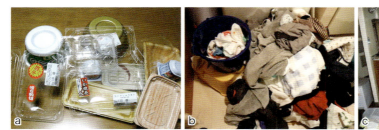
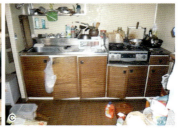

図3 訪問診療・訪問看護時に得られる情報
ゴミ（a）は食事内容や栄養バランス，洗濯物（b）は衛生状態や健康面，外出の頻度などの社会性を知る手がかりとなる．また，台所の様子（c）からも衛生状態や健康面，来客の有無などを知ることができる．

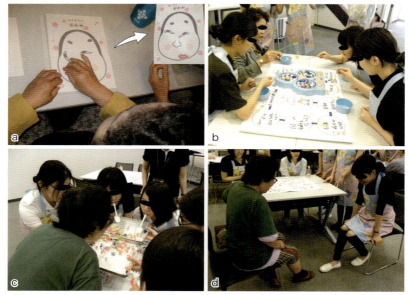

図4 「イキイキ健康フェア」での近隣の地域高齢者と学生との交流
a：「福笑い」．完成した顔を自分でもしてみる．
b〜d：「すごろくゲーム」．コマを進め，止まったマスに書かれている口腔機能向上に関する遊び（ストローダーツをする，肩もみをする，歌を歌うなど）を一緒に行う．

　　歯科医院への通院が困難になった場合でも，かかりつけ歯科医をもつことで継続した歯科医療が受けられ，口腔機能低下や摂食嚥下障害にも早期対応ができます（図3）．また，介護予防のための口腔ケアの実践にもつながります．

●介護予防のための口腔ケアの実践
　介護予防のための口腔ケアは，対象者が意欲をもって継続できることが重要であるため，簡単で楽しみながら実践できるものが望ましいでしょう．

COLUMN ❸ 介護予防のための口腔ケア

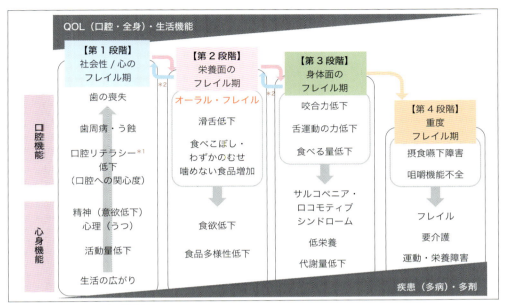

図5 オーラルフレイル概念図
(平成25年度老人保健健康増進等事業「食（栄養）および口腔機能に着目した加齢症候群の概念の確立と介護予防（虚弱化予防）から要介護状態に至る口腔ケアの包括的対策の構築に関する研究」報告書より引用)
*1：口腔リテラシーの候補として，①口腔への無関心，②口腔保健行動，③口腔情報活用能力などがある．
*2：回復する機能もある

　たとえば，利用者の方が自宅で口腔機能向上のサービスを受ける際，「パ・タ・カ・ラ」と単純に繰り返すだけでなく，患者さんが興味をもっている分野（歴史など）に関係する言葉やカルタなど，家族でも（あるいは家族とともに）行うことができるレクリエーションであれば楽しくトレーニングができます．
　本学（高知学園短期大学）には，医・食・教育の全学科（幼児保育・生活科学・臨床検査・看護・歯科衛生）があり，キャリア教育の一環として近隣の地域高齢者と学生との交流を深める目的で，全学科合同の「イキイキ健康フェア」を年1回開催しています．来学された高齢者は全学科のブースを回りますが，歯科衛生専攻のブースでは学生が作成した「口腔機能向上のすごろくゲーム」を用いて，参加者と一緒に歌ったり，体を動かしたりするなかでコミュニケーションを深めています（図4）．

● 「慣れ親しんだ地域でその人らしく暮らす」ための口腔ケアを

　2014年に日本老年医学会は，加齢に伴う心身の機能低下や日常生活の活動・自立度の低下から要介護状態に陥る前段階を「フレイル」（図5）と名付け，提唱しました．住民自らがフレイルチェックを行い，「しっかり噛んで，しっかり食べて，しっかり歩き，社会性を高く！」と健康長寿のための3本柱を中心にした予防の取り組みや[4]，口腔機能をチェックして数値化[5]す

るなど,「見える化」によりわかりやすくシステム化して実施する取り組みが報告されています.
　口腔の健康に向けた取り組みを高齢者と我々医療者や介護スタッフが自助・共助しながら実践することで,意欲やいきがい,QOLの向上につながり,ひいては「慣れ親しんだ地域でその人らしく暮らす」ことにつながるのではないでしょうか.

文献
1) 植田耕一郎:歯科衛生士が関わる公的介護保険の概要.「最新歯科衛生士教本 高齢者歯科 第2版」(全国歯科衛生士教育協議会 監修).pp.214-219,医歯薬出版,2016.
2) 平野浩彦:実践!オーラルフレイル対応マニュアル.pp.2-6,公益財団法人東京都福祉保健財団,2016.
3) 植田耕一郎:高齢者に対する健康支援.「健康寿命の延伸をめざした口腔機能への気づきと支援」(向井美惠編著).p.159,医歯薬出版,2014.
4) 飯島勝矢:オーラルフレイルから考える健康寿命延伸.「歯科発 アクティブライフプロモーション21」(花田信弘監修).pp.14-27,デンタルダイヤモンド社,2017.
5) 武井典子:高齢者の口腔機能への気づきと支援.「健康寿命の延伸をめざした口腔機能への気づきと支援」(向井美惠編著).p.165,医歯薬出版,2014.

12. がん終末期の入院患者への対応

　がん終末期の入院患者は，疼痛や呼吸困難，悪心，嘔気，倦怠感など身体的苦痛症状を訴えることが多く，ケアの時間や体位に制限があります．また，口腔ケアによって身体症状を強めてしまうことがあるため，口腔トラブルへの対応が後回しになりやすい傾向があります．
　本項では，終末期に起きやすい口腔内のトラブルとその対応について解説します．

がん終末期の入院患者にみられる口腔トラブル

1）口腔乾燥

　口腔乾燥症は，終末期に限らず，がんに伴う口腔トラブルのなかでもっとも頻度が高い症状です．
　終末期では，食事摂取量の減少や絶食，発熱，口呼吸，高カルシウム血症などにより口腔内が乾燥します．口腔乾燥により口腔内汚染，粘膜の発赤や疼痛，脆弱化した粘膜からびらん形成が生じやすい状態にあります．

2）口腔カンジダ

　口腔カンジダも，口腔乾燥症と同様に多くみられる口腔トラブルです．口腔カンジダのなかでも，口腔粘膜に白斑がみられる偽膜性カンジダは，看護師が口腔内を観察した際に発見しやすい疾患といえます．終末期では，身体的苦痛症状により徐々にセルフケアができなくなり，口腔内汚染が進み，口腔カンジダを発症しやすい状態となります．ステロイドの投与や糖尿病，免疫力低下も増悪因子といわれているため，看護師による口腔内観察が重要です．

3）口腔内出血

　肝機能障害，血小板減少，播種性血管内凝固症候群（DIC）などに伴って，口腔粘膜からの出血がみられます．口腔ケア時は，軟毛ブラシを使用して歯肉にあたらないようにブラッシングしたり，スポンジブラシで強く刷掃しないように注意します．出血傾向が強い場合は，スポンジブラシよりも綿棒や綿球で粘膜ケアしたほうがよいでしょう（「第4章　4．出血傾向がみられる患者への対応」参照）．

4）顎骨壊死

　がん骨転移に対するビスホスホネート製剤，デノスマブなどの骨代謝調節薬投与，血管新生抑制作用をもつ分子標的薬の長期投与時により，顎骨の露出や痛みなどの薬剤関連顎骨壊死の発症

第4章　状態別 口腔ケアテクニック

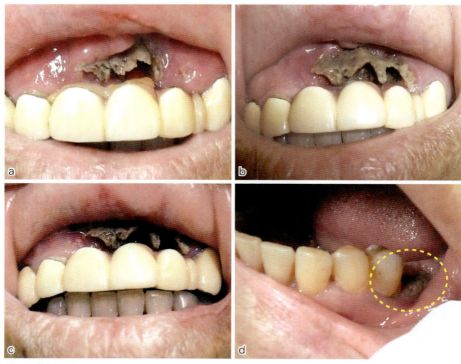

図1　薬剤関連顎骨壊死症例
　a：上顎前歯部の顎骨が一部露出している．
　b：aの2カ月後．露出範囲が拡大している．
　c：aの5カ月後．
　d：aの6カ月後．下顎の骨露出も認められ，顎骨壊死が進行している．

が報告されています．終末期における顎骨壊死の進行やそれに伴う痛み，食事摂取量の減少はADL低下の原因になります（図1）．

口腔ケアのポイント

1）含嗽が困難な場合

口腔ケアの方法は「第3章　1．急性期　2）口腔の観察ポイントと口腔ケアの流れ」と同様ですが，終末期の患者さんでは特に以下の点に注意しましょう．

・患者にとって無理のない楽な体位に調節してから口腔ケアを行う．
・嘔気があり口腔ケアが困難な場合は，嘔気を誘発しにくい口唇，頬粘膜，前歯を中心に，可能な範囲でブラッシングとスポンジブラシで粘膜ケアを行う．
・口腔ケア後は必ず保湿する．

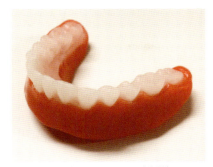

図2　エンゼルデンチャー（素敬）

2）含嗽ができる場合のケア

口腔ケアの方法は「第3章　2．回復期・生活期　2）口腔の観察ポイントと口腔ケアの流れ」と同様ですが、終末期の患者さんでは特に以下の点に注意しましょう．

- 座位またはベッドをギャッチアップする．
- 誤嚥に注意し、ぶくぶくうがいを行ってからブラッシングする．
- できる範囲でセルフケア（ブラッシング）し、看護師は仕上げみがきを行う．
- 口腔ケア後、必ず保湿する．

エンゼルケア

医師による死亡の判定後、看護職によって行われる死後の処置をエンゼルケアといいます．エンゼルケアは、遺体を清潔に保ち、死後の外観の変化を最小限に留めるために行われますが、療養型病院への転院や在宅での看取りが増えている今、院内でエンゼルケアを行う場面は減りました．しかし、口腔ケアでかかわっていた患者さんの入所施設やご自宅に出向きエンゼルケアをさせていただくことがあります．生前と変わりない口腔ケアを行い、ご家族の希望があれば義歯やエンゼルデンチャー（図2）を装着したり、口唇や頬に綿花を入れるなど、可能な範囲で口元を整えてお送りするように心がけています．周術期から終末期までかかわってきた患者さんのエンゼルケアは、お元気な姿を覚えているので思い入れも強く、心を込めてケアを行っています．

POINT

- がん終末期は身体的苦痛症状によりケアの時間や体位に制限があり、口腔トラブルへの対応が後回しになりやすい傾向がありますが、可能な限り口腔を良好な状態に維持するよう心がけましょう

- 口腔乾燥症は、終末期に限らず、がんに伴う口腔トラブルのなかでもっとも頻度が高い症状であるため保湿が必須です

- 終末期から死後まで、その方の尊厳を保つ口腔ケアを提供しましょう

COLUMN ❹
地域で取り組む口腔ケア

　住み慣れた地域で，尊厳をもって自分らしい生活を送るためには，可能なかぎり自分の口から食事を楽しめるための環境づくりが重要です．そこで当院（藤枝市立総合病院）のある静岡県藤枝市では，介護・医療・住まい・生活支援・介護予防を一体的に提供する「地域包括ケアシステム」の構築を目指し，その一環として口腔ケアにも注目し，地域関係者への研修会「地域医療と介護・福祉をつなぐ会」を行っています（図1）．

　また，地域包括ケアシステム関連事業として，おもに介護サービスを提供する施設関係者，在宅介護されている家族を対象とした「藤枝市　口腔ケアハンドブック」と簡易版リーフレット「藤枝市　口腔ケアとリハビリ」を藤枝市，歯科医師会，当院の歯科口腔外科が協働して作成しました（図2，3）．

　当院では，歯科衛生士が介入している患者の転院時や在宅退院時に，歯科衛生士も退院カンファレンスに参加し，図2，3の資料も活用して口腔ケア方法を図で説明したり，転院先の施設や訪問看護のスタッフに実際の手技を見ていただきながら伝えています．

　また，入院患者のご家族に対しても，入院期間中に図2，3の資料を活用して口腔ケアの方法やポイントを説明しています．

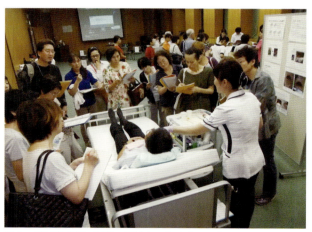

図1　「地域医療と介護・福祉をつなぐ会」の様子

COLUMN ❹ 地域で取り組む口腔ケア

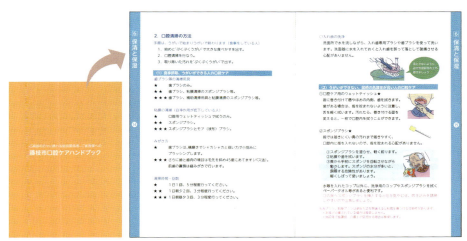

図2 藤枝市 口腔ケアハンドブック

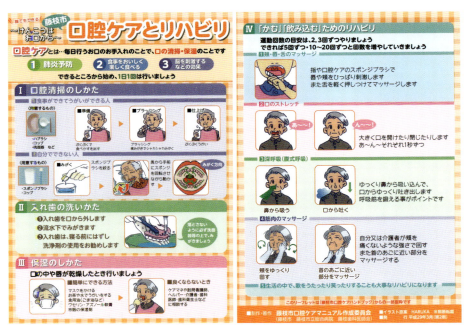

図3 簡易版リーフレット「藤枝市 口腔ケアとリハビリ」

151

| 看護に役立つ
口腔ケアテクニック　第2版 | ISBN978-4-263-23725-0 |

2008年 9月15日　第1版第1刷発行
2015年 4月10日　第1版第5刷発行
2019年 6月10日　第2版第1刷発行

編著者　晴　山　婦美子
　　　　塚　本　敦　美
　　　　坂　本　まゆみ
発行者　白　石　泰　夫
発行所　医歯薬出版株式会社
〒113-8612　東京都文京区本駒込1-7-10
TEL.（03）5395-7618（編集）・7616（販売）
FAX.（03）5395-7609（編集）・8563（販売）
https://www.ishiyaku.co.jp/
郵便振替番号 00190-5-13816

乱丁，落丁の際はお取り替えいたします　　印刷・木元省美堂／製本・榎本製本
Ⓒ Ishiyaku Publishers, Inc., 2008, 2019. Printed in Japan

本書の複製権・翻訳権・翻案権・上映権・譲渡権・貸与権・公衆送信権（送信可能化権を含む）・口述権は，医歯薬出版(株)が保有します．
本書を無断で複製する行為（コピー，スキャン，デジタルデータ化など）は，「私的使用のための複製」などの著作権法上の限られた例外を除き禁じられています．また私的使用に該当する場合であっても，請負業者等の第三者に依頼し上記の行為を行うことは違法となります．
JCOPY ＜出版者著作権管理機構　委託出版物＞
本書をコピーやスキャン等により複製される場合は，そのつど事前に出版者著作権管理機構（電話 03-5244-5088，FAX 03-5244-5089，e-mail：info@jcopy.or.jp）の許諾を得てください．